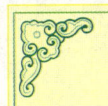

国医绝学百日通

高血脂食疗与按摩

李玉波　翟志光　袁香桃◎主编

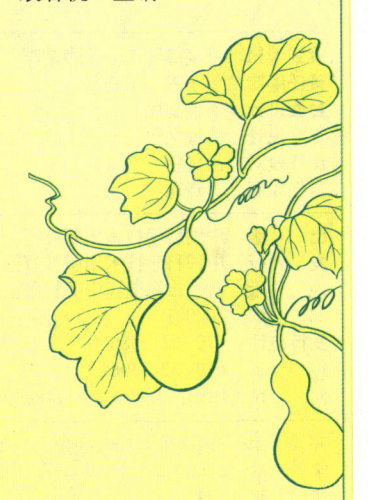

中国科学技术出版社
·北 京·

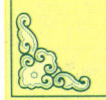

图书在版编目（CIP）数据

高血脂食疗与按摩 / 李玉波, 翟志光, 袁香桃主编. — 北京：中国科学技术出版社, 2025.2
（国医绝学百日通）
ISBN 978-7-5236-0766-4

Ⅰ.①高… Ⅱ.①李…②翟…③袁… Ⅲ.①高血脂病—食物疗法②高血脂病—按摩疗法（中医）Ⅳ.①R247.1②R244.1

中国国家版本馆CIP数据核字（2024）第098689号

策划编辑	符晓静　李洁　卢紫晔
责任编辑	曹小雅　王晓平
封面设计	博悦文化
正文设计	博悦文化
责任校对	吕传新
责任印制	李晓霖

出　　版	中国科学技术出版社
发　　行	中国科学技术出版社有限公司
地　　址	北京市海淀区中关村南大街 16 号
邮　　编	100081
发行电话	010-62173865
传　　真	010-62173081
网　　址	http://www.cspbooks.com.cn

开　　本	787毫米×1092毫米　1/32
字　　数	4100千字
印　　张	123
版　　次	2025 年 2 月第 1 版
印　　次	2025 年 2 月第 1 次印刷
印　　刷	小森印刷（天津）有限公司
书　　号	ISBN 978-7-5236-0766-4 / R·3282
定　　价	615.00元（全41册）

（凡购买本社图书，如有缺页、倒页、脱页者，本社销售中心负责调换）

目录

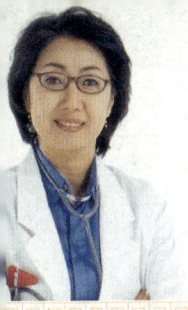

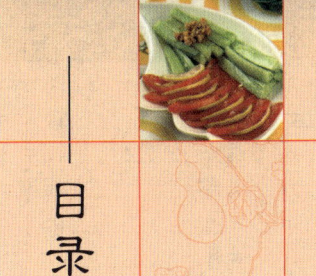

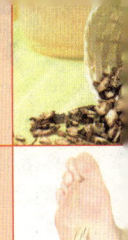

第一章 专家建议多吃的食物

高脂血症患者的饮食原则 1
燕麦、薏米、糙米 2
黄豆及豆制品 3
玉米 4
红豆、绿豆 5
黑木耳、银耳 6
海藻类 7
南瓜、胡萝卜、西红柿 8
柿子 9
猕猴桃 10
酸奶 11
青椒、菠菜、西蓝花、芹菜、韭菜 12
苹果、橘子、葡萄、葡萄柚 13
菇蕈类 14
核桃、松子、花生、腰果、芝麻 15
苦瓜、黄瓜、冬瓜 16
红薯、土豆、山药、莲藕、牛蒡 17
鲔鱼、鲭鱼、鲑鱼、秋刀鱼 18
大蒜、洋葱 19
茶 20
红酒 21
四季豆 22

第二章 专家建议不吃的禁忌食物

高脂血症患者的饮食禁忌 23
碳酸饮料 24
腊肉 25
薯片 26
松花蛋 27
猪肝 28
猪油 29
冰激凌 30

第三章 专家建议的常用中药

中药的降脂原理 31
银杏叶 32
女贞子 33
黄精 34
绞股蓝 35
玉竹 36

丹参……37	茵陈……43	黄芩……49
红花……38	泽泻……44	灵芝……50
蒲黄……39	沙苑子……45	月见草……51
姜黄……40	柴胡……46	荷叶……52
川芎……41	何首乌……47	
虎杖……42	决明子……48	

第四章 有效降低血脂的20种营养素

我国居民膳食宝塔……53	叶酸……60	锌、铜……66
膳食纤维……54	植物固醇……61	锰……67
维生素B_2……55	辅酶Q10……62	铬……68
维生素C……56	共轭亚麻油酸……63	硒……69
维生素E……57	ω-3脂肪酸……64	钒……70
烟酸……58	钾、钙、镁……65	
β-胡萝卜素……59		

第五章 专家推荐的最佳降脂家常菜

避免摄入过多油脂的小窍门……71	黄豆烧茄子……74	凉拌魔芋丝……78
泰式木瓜拌凤爪……72	鲜蘑焖冬瓜……75	鱼肉羹……78
山楂粥……72	海带三丝……75	南瓜粥……79
柠檬黄瓜……73	香菇荞麦面……76	玉米粉粥……79
奶香燕麦粥……73	绿豆南瓜羹……76	鳕鱼薯块洋葱汤……80
牛蒡豆皮丝汤……74	海鲜酿苦瓜……77	京糕苹果……80
	八味杂粮粥……77	

第六章 从头到脚的按摩自疗

按摩保健有讲究……81	手部按摩自疗……85	头面部按摩自疗……90
身体按摩自疗……82	足部按摩自疗……87	耳部按摩自疗……91

第一章 专家建议多吃的食物

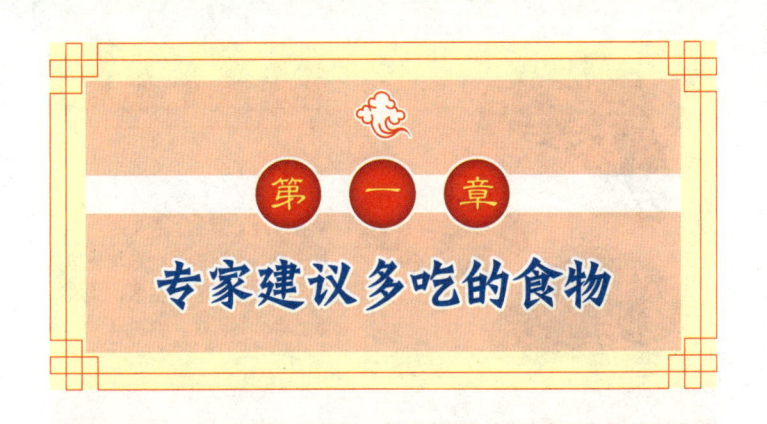

高脂血症患者的饮食原则

对于高脂血症患者而言,饮食调理是必不可少的,并且需要贯穿于高脂血症患者治疗前、后的全部过程中。高脂血症患者在合理安排和调配饮食时,需要遵循以下四项原则:

◎**食欲不振时的饮食原则**。高脂血症患者容易出现食欲不振或者咀嚼困难等症状,这时应尽量食用粥类或者高汤类食物,且可适当添加绿色蔬菜和胡萝卜一起烹煮。

◎**维生素的摄取原则**。高脂血症患者需摄入适量且均衡的维生素A、维生素E,这些营养元素广泛存在于深绿色和深黄色蔬菜中。全谷类食物中也有,比如在其胚芽外壳中富含丰富的维生素E。

◎**铁的摄取原则**。从动物内脏和猪血中可以摄取铁元素,但一般认为这类食物胆固醇含量较高。因此,应限量食用。另外,适时补充维生素C,也可促进铁的吸收。

◎**代糖**。高脂血症患者食用代糖是较为理想的选择,如果不喜欢代糖的味道,可以用果糖代替,但食用时也要适量,因为果糖的甜度是蔗糖的2倍,食用少量即可达到人体所需的甜度,如果过量会使高脂血症患者体重增加。

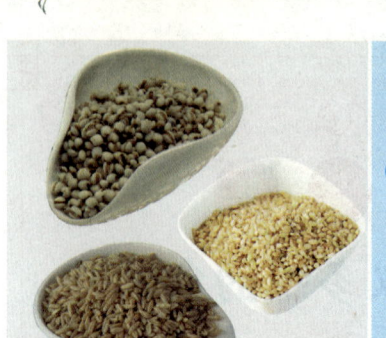

燕麦、薏米、糙米

有效成分

膳食纤维、植物固醇、β-聚葡萄糖、亚麻油酸、次亚麻油酸、甘油三酯、维生素E、B族维生素、钙、镁、钾。

降脂原理

次亚麻油酸和亚麻油酸等不饱和脂肪酸可降低血液中胆固醇、甘油三酯和低密度脂蛋白的含量,从而降低血脂,预防血栓的形成;不可溶性纤维可加强肠道蠕动,抑制胆固醇及脂肪的吸收;水溶性纤维可与胆酸结合,加速胆酸排泄,降低胆固醇的浓度。

β-聚葡萄糖可明显降低人体胆固醇的含量,植物固醇可在肠道中与胆固醇竞争,同样可降低人体吸收胆固醇的数量,起到降低胆固醇、降低血脂的作用。

另外,维生素E和B族维生素可以减少脂质氧化,能防止血管破损,并有效减少附着在血管壁上的胆固醇数量。

其他保健功效

预防动脉粥样硬化／清热利尿／降低血糖／消肿利水／抗衰老／防癌／改善便秘／消除紧张情绪／滋润皮肤

国医小课堂

◎五谷类食物不宜过量食用,若要添加在饭中,应该由少量开始慢慢添加。如果一次食用太多,就会造成胃痉挛或是胀气。
◎五谷类食物虽然浸泡的时间越长口感越好,但是容易造成养分的流失,因此应控制浸泡时间。

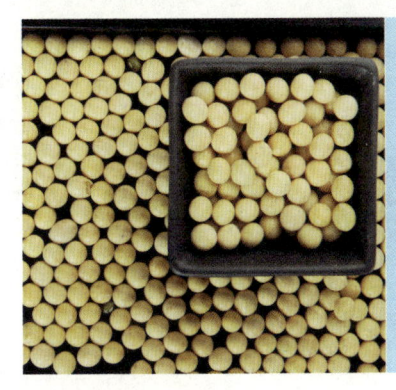

黄豆及豆制品

有效成分

大豆蛋白、大豆异黄酮、大豆卵磷脂、B族维生素、维生素E、膳食纤维、钙。

【 降脂原理 】

大豆蛋白能增强低密度脂蛋白分解酶的活力,加速胆固醇分解,降低血液中胆固醇的含量。大豆异黄酮能促进胆酸分泌,扩张血管,增强血管的抗氧化能力,可有效避免动脉栓塞或动脉粥样硬化的发生。

豆类中所含的卵磷脂是一种天然的化脂剂,它能把人体内的脂肪和胆固醇乳化成极小的微粒,从而起到加速全身脂质代谢、降低血脂的作用。

【 其他保健功效 】

预防心血管疾病／加强脑部功能／预防阿尔茨海默病／减轻更年期症状／美容养颜／护发润发／预防便秘／预防骨质疏松／稳定情绪

国医小课堂

◎黄豆的营养价值很高,一直以来都有"豆中之王"的美称,被人们誉为"植物肉""绿色的乳牛"。为了更好地吸收黄豆的营养,食用豆制品时,应与含蛋氨酸丰富的食品搭配,如谷类和蛋类食品,这样可以提高豆制品中蛋白质的利用率。其中,豆制品和蛋类搭配食用所产生的营养价值可与肉类蛋白质相媲美。

◎生黄豆所含的胰蛋白酶抑制剂,会抑制蛋白质的分解。因此,最好加热后再食用。

◎食用过多黄豆会引起腹胀等不适反应,应坚持适度原则。

玉米

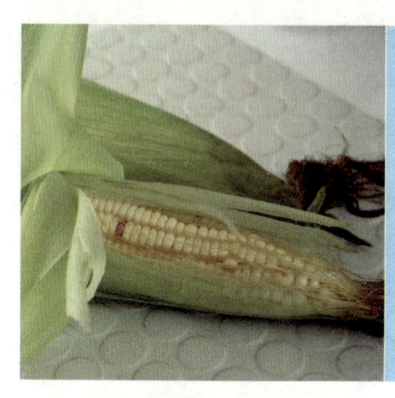

有效成分

镁、硒、钙、钾、维生素E、膳食纤维、阿魏酸、玉米黄素、β-隐黄素、胡萝卜素

【 降脂原理 】

玉米中的钾能促进钠的代谢，镁能扩张血管、辅助心脏的收缩，而钙具有降低血脂、抗血栓与扩张血管的功效；玉米中丰富的膳食纤维能降低胆固醇，防止动脉粥样硬化；维生素E能抑制脂肪成分转化为有害的脂质过氧化物，从而维持血液流动畅通，降低血管病变的发生概率。

玉米中所含的阿魏酸是降低胆固醇的主要物质，阿魏酸本身和叶黄素、玉米黄素以及β-隐黄素又是非常好的抗氧化剂，能清除血管中的自由基，避免低密度脂蛋白胆醇氧化后附着在血管壁上，造成血管硬化、阻塞。

【 其他保健功效 】

清肠排毒／降低血压／防癌抗癌／增强记忆力／保护视力／预防皮肤病变／稳定血糖／延缓肌肤老化

国医小课堂

◎在挑选玉米时，宜选择果身修长、颗粒饱满且有弹性、色泽金黄者，若有发霉迹象千万不能购买。若不是立即食用，最好先不要除去外叶，并用纸张包裹好，放入冰箱后可存放一周左右。

◎虽然玉米所含的钙质很低，但是玉米中所含的β-隐黄素能刺激骨骼细胞的活性，并抑制钙质流失。所以，玉米和高钙的食物一起烹煮可以起到保护骨骼的作用。

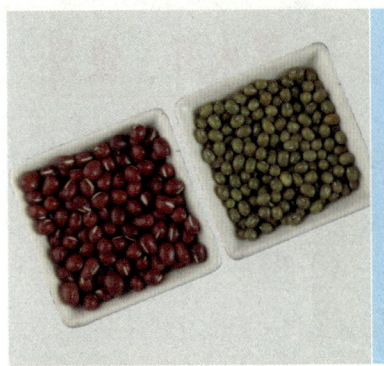

红豆、绿豆

有效成分

膳食纤维、皂素、植物固醇、多糖体、类胡萝卜素、维生素A、维生素E、B族维生素、类黄酮、铬、硒、树脂

【 降脂原理 】

红豆、绿豆中所含的水溶性纤维（如树脂）在肠内形成凝胶时，能减缓糖分与脂肪的吸收；非水溶性纤维（如膳食纤维）会在大肠中吸收水分而膨胀，刺激大肠蠕动，加速胆酸及胆固醇排出；植物固醇可取代体内的胆固醇，却不会被人体吸收利用；类胡萝卜素、类黄酮和硒可抑制体内脂质氧化，避免自由基破坏心血管。

【 其他保健功效 】

降低血压／清热解毒／利水除湿／消肿止痛／滋阴补气／宁神活血／通乳汁／补血

国医小课堂

◎绿豆中的多酚类物质容易氧化，所以在绿豆汤和绿豆粥的煮制过程中，应盖上锅盖，尽量减少与空气接触的面积。同时，煮制时间也不宜过长，煮沸10分钟即可。此时汤的颜色为碧绿色，溶出的物质主要是豆皮中的活性成分，被氧化程度最低，清热能力最强。
◎脾胃虚寒及阳虚者不宜食用。
◎绿豆有很好的解毒作用，经常在有毒环境下工作或接触有毒物质的人可适量多食用绿豆。
◎绿豆不宜煮得过烂，以免使有机酸和维生素遭到破坏。

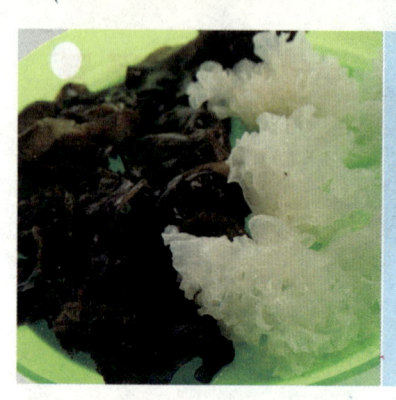

黑木耳、银耳

有效成分

膳食纤维、卵磷脂、多糖体、胶质、β-胡萝卜素、类核酸、维生素B_2、烟酸、镁、钙、钾

降脂原理

黑木耳和银耳的膳食纤维含量很高,可以刺激胃肠道蠕动,帮助排便,加速胆固醇排出体外,以降低血脂。多糖体可抑制凝血酶活性,避免胆固醇附着在血管壁上,同时能对抗血小板凝集,预防血栓的形成。单就黑木耳而言,其含有较多胶质,具有较强的吸附力,可以清胃涤肠,排出胆固醇与有害物质,对高脂血症、肥胖者有很好的保健作用。黑木耳中还有一种类核酸物质,可以降低血液中的胆固醇和甘油三酯含量,对高脂血症、冠心病、动脉粥样硬化患者也十分有益。

其他保健功效

预防血栓形成／美白养颜／降血糖／降血压／保护肝脏／滋阴补肾／软化血管／提高免疫力／防癌抗癌／预防缺铁性贫血／减肥／预防胆结石／肾结石

国医小课堂

◎食用黑木耳时,最好去掉根部的蒂头,因为蒂头也就是根部多为不可食用的杂质。
◎用温水泡发干黑木耳,可以降低黑木耳中的光敏物质对皮肤的刺激,避免出现瘙痒、疼痛或水肿等现象。
◎银耳变质忌食,食用后可能会出现中毒现象,严重时还会危及生命。

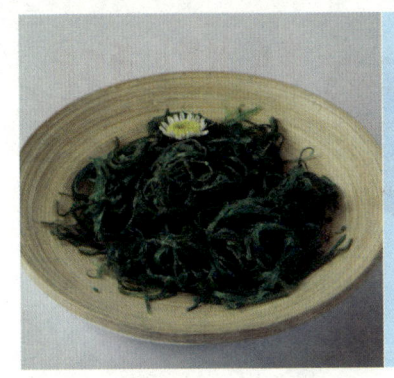

海藻类

有效成分

海藻酸、海藻多糖、牛磺酸、昆布素、β-胡萝卜素、海带氨酸、多不饱和脂肪酸、硒

【 降脂原理 】

海藻类食物中所含的昆布素、海藻多糖可发挥类似肝素的活性,能降低胆固醇、防止血栓形成。海藻类中的β-胡萝卜素和硒具有很强的抗氧化作用,有助于保持血液清洁。海藻类所含的牛磺酸可促进胆固醇分解。

海藻类食物富含水溶性膳食纤维海带氨酸和海藻酸,它们有很强的黏性及保水性,遇水易形成胶质,能够包围住胆固醇,从而达到降低血脂的效果。

【 其他保健功效 】

降低血糖／补血润脾／预防干眼症／降低血压／利尿消肿／强化骨骼和牙齿／预防贫血／消炎退热／预防大肠癌

国医小课堂

◎在烹调之前将海藻浸泡2～3小时,可以清除其中可能含有的砷毒。但浸泡时间不宜超过6小时,否则会造成水溶性营养物质的流失。
◎海藻类食物中含大量的铁、钙等元素,能与单宁酸产生化学反应,影响营养物质的吸收。因此,食用后不宜马上喝茶或吃含果酸的水果。
◎甲状腺功能亢进者、怀孕和哺乳期的女性不宜食用海藻类食物。

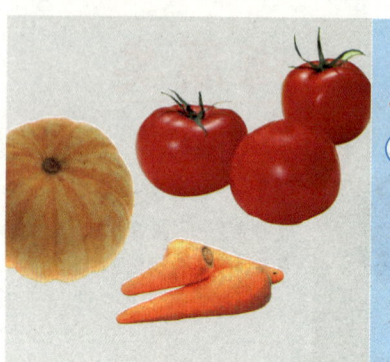

南瓜、胡萝卜、西红柿

有效成分

膳食纤维、茄红素、β-胡萝卜素、类黄酮、钙、钾、维生素A、B族维生素、维生素C、维生素E

降脂原理

南瓜含有维生素、蛋白质、多种氨基酸等营养元素，是典型的低脂肪食材。胡萝卜中的β-胡萝卜素具有防止血栓形成的作用，这是因为β-胡萝卜素具有很强的抗氧化性，可以防止细胞发生氧化作用，以减少胆固醇沉积，维持血液流通顺畅、保持弹性，从而起到防止血栓形成的作用。

西红柿中的茄红素不但可以阻止胆固醇的合成，也是很好的抗氧化剂，可防止低密度脂蛋白氧化后黏在血管壁上。

类黄酮大量存在于南瓜、胡萝卜等黄色蔬果中，是对抗外来伤害所产生的抗氧化物质，同样具有降低血管内胆固醇的作用。多摄入类黄酮可以保护维生素A、维生素C、维生素E等不被氧化破坏，有利于对抗自由基，维持心脑血管健康。

其他保健功效

稳定血压／预防动脉粥样硬化／增强免疫力／保护视力／预防白内障／降低血糖／细致皮肤／防癌／预防便秘

国医小课堂

◎南瓜同羊肉一样性甘温，最好不与羊肉同食。
◎南瓜性偏壅滞，气滞中满者、体质炽盛者都应慎食。

柿子

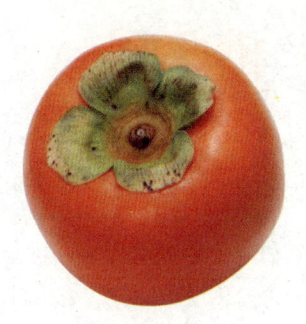

有效成分

膳食纤维、儿茶素、槲皮素、花青素、茄红素、β-隐黄素、钠、钾、镁、钙、铁、锰

【 降脂原理 】

柿子中的儿茶素能有效降低甘油三酯及总胆固醇的含量。槲皮素及花青素都是超级抗氧化剂，能有效清除血管中的自由基，有助于保持血管的弹性，降低胆固醇含量。茄红素也具有保护心血管的作用，可有效预防高脂血症并发各类心血管疾病。另外，以上这些有效成分均能阻止后续的血管硬化及脑中风的发生。

此外，柿子所含的纤维量之高可说是水果之冠，其约为苹果的3倍，可以说是肠道"最佳清道夫"，可减少胆固醇在肠道的沉积。

【 其他保健功效 】

保护心血管／清热解毒／降低血压／预防痔疮性出血／治疗便秘／防癌抗癌

国医小课堂

◎在挑选柿子时，应以果实大而均匀，外表无斑点、外伤，有弹性者为佳。柿子不耐久放，软柿子置于阴凉处可保存约两周，硬柿子则可保存一个月。
◎空腹不宜食用柿子，以免导致消化不良。
◎柿子为寒性的水果，体弱多病、常感冒者不宜多吃。
◎柿子不宜与酸菜、黑枣、螃蟹同食。

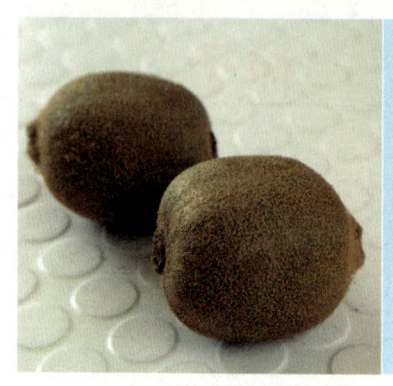

猕猴桃

有效成分

维生素C、β-胡萝卜素、叶黄素、纤维素、β-隐黄素、叶酸、泛酸、铜、钙、铁、磷、维生素B_6

【 降脂原理 】

猕猴桃中所含的维生素C、β-胡萝卜素、叶黄素等都是很好的抗氧化剂,可以起到调节血脂水平以及保护心血管的功效。研究发现,每天若能吃2~3个猕猴桃,连续食用一段时间后,体内血小板凝集反应及甘油三酯含量会明显降低。所以经常食用猕猴桃,不仅可以有效降低血液中的胆固醇含量,还可以预防心血管等疾病。

【 其他保健功效 】

美容养颜／清热降火／润燥通便／防癌抗癌／提高免疫力／降低血糖／预防抑郁症

国医小课堂

◎在挑选猕猴桃时,以果实饱满、果皮绒毛多者为佳。若想立即食用,可选择能闻到果香且蒂头已软化者为佳;若果皮坚硬,可放于室温下催熟。

◎猕猴桃的含钾量比较高,肾脏病患者或需限制钾离子摄取量者不宜多吃;猕猴桃属寒性水果,体质虚寒者、肠胃不佳者不宜多吃。

◎猕猴桃可以阻断亚硝酸盐合成,从而降低患胃癌和食道癌的概率。

酸奶

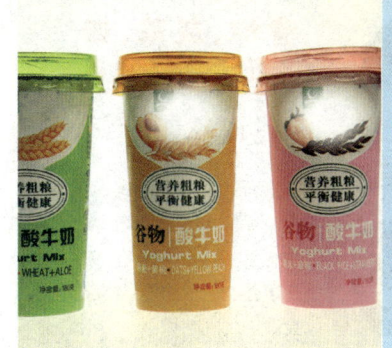

有效成分

蛋白质、维生素A、维生素B_1、维生素B_2、维生素B_6、维生素B_{12}、蛋氨酸、胱氨酸、钙、镁、锰、磷

【 降脂原理 】

高脂血症患者摄入酸奶不仅不会升高血清甘油三酯和胆固醇,反而具有降低血脂的作用。这种作用一方面来自酸奶中所含的乳酸菌及其菌体碎片,另一方面来自酸奶中所含的蛋白质类成分。

【 其他保健功效 】

降低血压／抗肿瘤／预防衰老／清理肠道／强健骨骼／美容养颜／防止脱发／预防便秘

国医小课堂

◎在选购酸奶时,要仔细查看产品包装上的标识,特别是要看清配料表和产品成分表,以便区分产品是纯酸牛奶还是调味酸牛奶或是果粒酸牛奶。高脂血症患者应选择低脂、无糖酸奶。

◎一般而言,高脂血症患者在饭后30分钟到2小时之间饮用酸奶效果最佳。

◎晚上喝酸奶时一定要记住,酸奶中含有的某些菌类及酸性物质对牙齿有一定的损害,饮用后应及时刷牙。

◎每100克的牛奶所提供的热量为72千卡,酸奶的热量较牛奶还要高些,因此对于比较肥胖的高脂血症患者来说,应选择食用脱脂以及低热量的酸奶产品。

青椒、菠菜、西蓝花、芹菜、韭菜

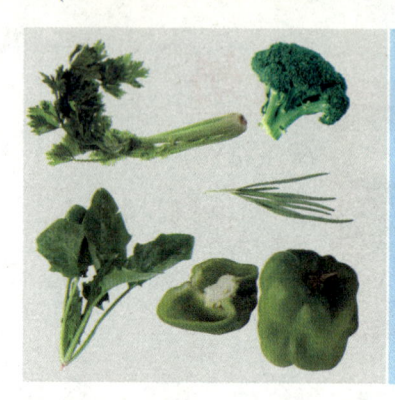

有效成分

膳食纤维、植物固醇、β-胡萝卜素、槲皮素、叶酸、B族维生素、钙、钾、镁、玉米黄素、维生素A、维生素C、维生素E

降脂原理

青椒、菠菜、西蓝花、芹菜、韭菜这些绿色蔬菜含有丰富的膳食纤维，可刺激肠胃蠕动，协助排便和排毒，加快胆固醇的排出速度，有利于脂肪代谢，是控制高脂血症的有益食物。它们富含的β-胡萝卜素、维生素C、槲皮素及叶黄素都是调节血脂水平、保护心血管、抗氧化的有效元素。

此外，绿色蔬菜所含的植物固醇结构与人体中的胆固醇类似，会参与人体吸收胆固醇的过程，从而降低血液中胆固醇的浓度。其中，西蓝花所含的叶黄素及槲皮素，能阻止低密度脂蛋白氧化后粘在血管壁上，减少形成动脉粥样硬化的概率；芹菜的水提取物有降低血脂，如总胆固醇、低密度脂蛋白、甘油三酯的作用。

其他保健功效

保护视力／生津止渴／降低血压／利尿解毒／增强免疫力／美容润肤／预防便秘／稳定情绪／防癌抗癌／抗衰老

国医小课堂

菠菜中钾的含量很高，肾功能不好的人，应避免大量食用。此外，菠菜中含有丰富的维生素K，能帮助血液凝结，正在服用抗凝血剂的人不宜多吃，以免影响药效。

苹果、橘子、葡萄、葡萄柚

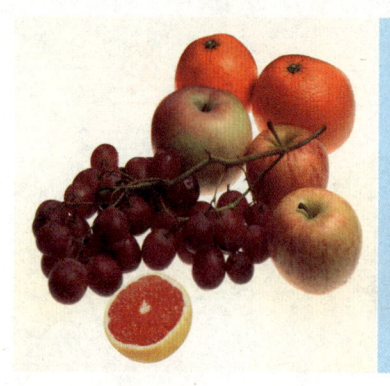

有效成分

膳食纤维、花青素、果胶、半纤维素、植物固醇、类胡萝卜素、维生素C、维生素P、类黄酮、烟酸

【降脂原理】

苹果、橘子、葡萄、葡萄柚中含有的丰富维生素P和维生素C可增强人体抗氧化能力,减少脂肪的沉积以及对血管的破坏作用;烟酸可参与脂肪的代谢过程,帮助脂肪燃烧,减少低密度脂蛋白及甘油三酯含量,增加高密度脂蛋白的含量,调节血脂水平。

另外,苹果、橘子、葡萄中所含的类胡萝卜素、类黄酮、花青素类营养物质,可对抗自由基的侵害,保护血管,抑制脂质氧化沉积;果胶和半纤维素等水溶性纤维遇水会膨胀,起到吸收胆酸、加速胆盐排泄的作用;膳食纤维不溶于水,它可以促进肠胃蠕动,减缓胆固醇的吸收。

【其他保健功效】

预防动脉粥样硬化／防癌抗癌／滋润肠胃／提高免疫力／补脑健脑／增进食欲／美白皮肤／预防便秘／减肥

国医小课堂

◎水果中的维生素C加热易遭到破坏,所以生吃水果是摄取维生素C的最佳途径。

◎葡萄表皮含有很多白藜芦醇和花青素,其对高脂血症患者十分有益,建议彻底洗净后连皮吃下。

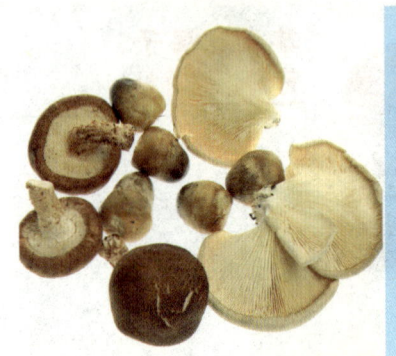

菇蕈类

有效成分

膳食纤维、胆碱、核酸、多糖体、酪氨酸、B族维生素、氧化酶、钙、镁、锌、硒

【 降脂原理 】

菇蕈类食物中所含的胆碱、酪氨酸、核酸类物质，可参与许多辅酶的合成、生物讯息的传递，从而促进人体内脂肪代谢，降低血脂；硒具有对抗脂质氧化的功效；膳食纤维能加速胆固醇排出，尤其是水溶性膳食纤维可在消化道内包覆住胆固醇和过多的油脂，使之随粪便排出，可预防和改善心血管疾病，缓和血管收缩以及降脂。

【 其他保健功效 】

调节新陈代谢／消除胆结石／增强免疫力／防癌抗癌／稳定情绪／降低血压／改善便秘／强健骨骼

国医小课堂

◎在烹调菇蕈类菜肴前，宜用80℃的热水泡发，但不要将其浸泡过久，以免营养物质流失。

◎香菇中虽然含有多种降胆固醇的营养成分，但是香菇伞部和蒂部含有嘌呤，因此有痛风等症状患者不宜多吃。

◎在栽培菇蕈类的过程中，均采用天然方式除虫，可谓是绿色健康食品。菇蕈类低糖、低脂、低胆固醇、低钠、低热量，加上味道鲜美，口感又好，完全符合营养学家对现代人的饮食建议，因而是高脂血症患者以及健康人群日常生活中可经常食用的健康食材。

核桃、松子、花生、腰果、芝麻

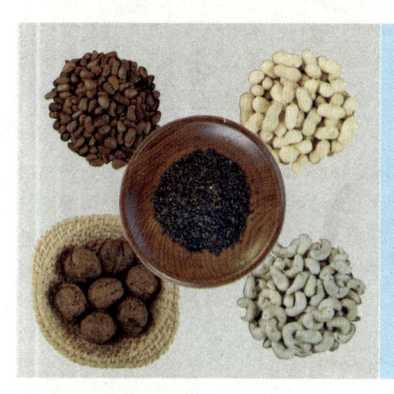

有效成分

ω-3不饱和脂肪酸、卵磷脂、亚麻油酸、次亚麻油酸、白藜芦醇、类胡萝卜素、硒、类黄酮、维生素A、维生素E以及B族维生素

【 降脂原理 】

核桃、松子、花生、腰果、芝麻等坚果具有很高的营养价值，它们所含的很多营养成分均具有降血脂的功效。如其所含的ω-3不饱和脂肪酸、亚麻油酸和次亚麻油酸等不饱和脂肪酸，可降低血液中胆固醇和甘油三酯的含量，并能去除附着在血管壁上的胆固醇，从而降低血脂，起到清洁血液的作用。含量丰富的维生素E可减少脂质氧化，防止破损血管继续恶化，避免胆固醇黏附。

另外，坚果中所含的白藜芦醇可减少低密度脂蛋白含量，同时还能减少总胆固醇含量，抑制脂质过氧化及血小板聚集，从而有效防止动脉粥样硬化。

【 其他保健功效 】

提高视力 / 补中益气 / 改善便秘 / 抗衰老 / 补脑健脑 / 润肺止咳 / 稳定情绪 / 增强免疫力

国医小课堂

◎核桃中的营养元素在空腹时不易被吸收，因此最好与其他食物搭配食用。此外，食用时最好保留外层红皮，这样能保证摄入更多的营养。

◎芝麻连皮吃不易消化，最好磨碎或者磨成粉食用，以利于营养的吸收。

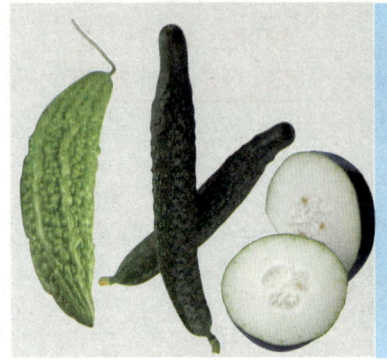

苦瓜、黄瓜、冬瓜

有效成分

膳食纤维、多胜肽、丙醇二酸、葫芦巴碱、苦瓜素、维生素A、维生素C、B族维生素

降脂原理

苦瓜素是苦瓜的苦味来源，其作用在肠道能使肠细胞孔网发生改变，阻止脂肪、多糖等大分子进入，从而阻断胆固醇和甘油三酯的来源，起到预防肥胖、高脂血症、高血压和高血糖的作用。丙醇二酸及葫芦巴碱等多种活性物质，具有抑制糖类转化为脂肪的作用，既能防止体内脂肪堆积，还能去除多余的脂质。此外，苦瓜含有多胜肽，可发挥类似胰岛素的作用，提高血糖利用率，非常适合高脂血症合并糖尿病患者食用。

黄瓜、冬瓜中富含的多种维生素是很好的抗氧化剂，可起到调节血脂的功效。

其他保健功效

美容养颜／减肥瘦身／增强免疫力／祛热消暑／明目解毒／降火消肿／通便助消化／抗衰老／促进新陈代谢

国医小课堂

◎黄瓜适合凉拌生吃。若腌渍，时间不宜过久，以防营养物质流失。
◎建议苦瓜下锅前先放入沸水中汆烫一下，以降低草酸含量。
◎苦瓜属于寒性蔬菜，体质虚弱、正值生理期或是哺乳期的女性不宜多食。
◎有慢性支气管炎的患者不宜多吃黄瓜，脾胃虚寒者也不宜多食。

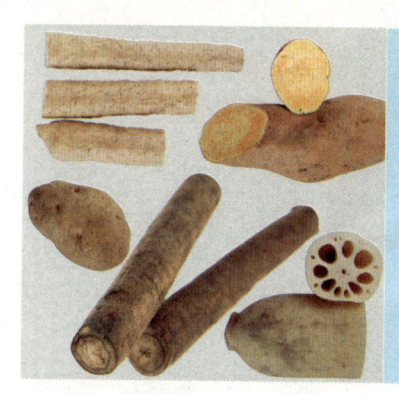

红薯、土豆、山药、莲藕、牛蒡

有效成分

膳食纤维、胶质、黏液蛋白、类胡萝卜素、多酚、皂素、维生素A、维生素C、B族维生素

降脂原理

红薯、土豆、牛蒡含有的胶质遇水会膨胀，可包裹住肠道内的油脂，使其不易穿过肠道，从而减少对脂质的吸收。水溶性纤维则可增加粪便量，加速脂质的排出。另外，牛蒡、红薯均含有一种叫黏液蛋白的物质，是蛋白质和多糖体的结合物，可使胆固醇降低，并减少皮下脂肪堆积，对消化道形成润滑和保护作用，维持血管壁弹性。

山药中也含有大量黏液蛋白，对于需要控制体重的高脂血症患者来说，是不错的选择。其丰富的膳食纤维，能吸附脂肪和有害物质，让这些影响血管健康的有害物质随粪便排出体外，进而达到降低血脂的功效。

其他保健功效

防癌抗癌／抗衰老／补气活血／延年益寿／安神补脑／生津益气／促进消化／改善便秘

国医小课堂

◎根茎类食物中淀粉含量高，常被归为主食类，吃多易累积高热量，应适当控制摄取量。

◎土豆、山药等都含有大量的易氧化物质，切片后应及时浸泡在盐水里，以防止氧化发黑。

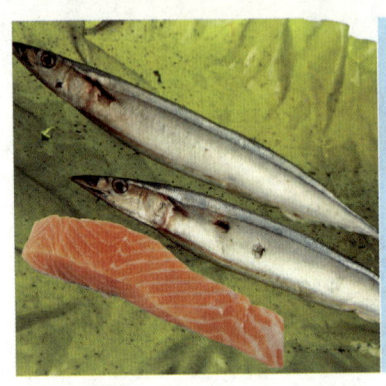

鲔鱼、鲭鱼、鲑鱼、秋刀鱼

有效成分

ω-3不饱和脂肪酸、牛磺酸、EPA、维生素E、B族维生素、DHA、锌、硒、铬

降脂原理

鲔鱼、鲭鱼、鲑鱼等都属深海鱼类,所含的ω-3脂肪酸,可减少体内的胆固醇黏附,使血液循环保持顺畅。所含的多种维生素可对抗脂质氧化沉积,尤其是深海鱼所含的维生素B_2,是人体内负责脂肪及糖分代谢辅酶的前驱物。维生素E可加速受损细胞的修复,避免血管内壁细胞受损而导致脂质沉积。另外,深海鱼中还富含牛磺酸,可改善脂肪肝和血脂状况。

其他保健功效

活化细胞/保护视力/预防慢性病/提高免疫力/延缓衰老/消除疲劳/减缓更年期不适症状

国医小课堂

◎深海鱼类若用烤及油炸的方式烹调,易引起ω-3不饱和脂肪酸变质,所以最好清蒸。
◎若想多摄取牛磺酸,可多吃鱼背;若要补充不饱和脂肪酸,可选择脂肪较多的部位,如鱼腹。
◎深海鱼类富含动物蛋白质和磷质等,营养丰富,味道鲜美,易被人体消化吸收。鱼体的其他部分可制成鱼肝油、鱼胶、鱼粉等。另外,因为海水的流动性很强,本身具有杀菌作用,因此深海鱼类肉质中有害物质含量较淡水鱼少很多,食用起来比较安全。

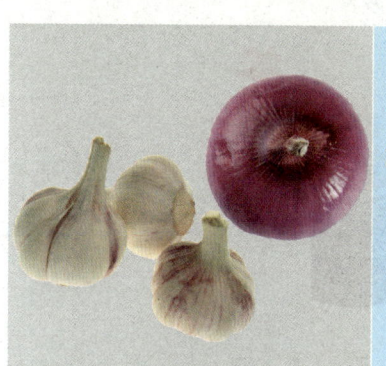

大蒜、洋葱

有效成分

硫化物、维生素C、硒、槲皮素、前列腺素、半胱氨酸、蒜素

降脂原理

大蒜和洋葱中含多种硫化物，可直接抑制肝脏中胆固醇的合成，有助于扩张血管、降低血脂、预防血栓及动脉粥样硬化发生。维生素C和微量元素硒可防止血脂氧化沉积，能分解已沉积的胆固醇。槲皮素能防止胆固醇受自由基攻击，维护血管健康，防止肿瘤发生。洋葱和大蒜所含的前列腺素，可通过扩张血管来加速血液循环，降低血液黏稠度，预防血栓形成。

其他保健功效

预防心血管疾病／降低血糖／预防感冒／缓解疲劳／防癌抗癌／抗衰老／杀菌／降低血压／增强免疫力

国医小课堂

◎洋葱和大蒜中含有各种硫化物，这些元素只有在食材被切碎或破坏时才会挥发出来，所以洋葱和大蒜应该切碎后放置15分钟后再食用。
◎大蒜腌渍的时间不宜过长，以免破坏其有效成分。此外，发了芽的大蒜食疗效果甚微，不建议多吃。
◎洋葱所含辛辣素对眼睛有刺激作用，患有眼疾者及眼部充血时不宜切洋葱。
◎胃炎患者不宜生吃大蒜。

茶

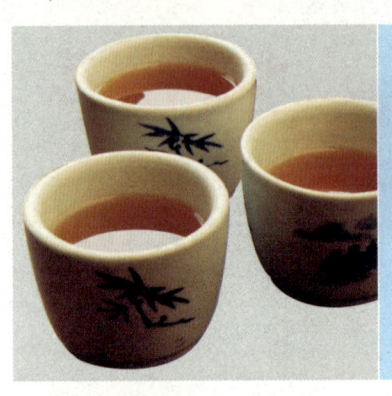

有效成分

茶多酚、类黄酮、维生素C、维生素E、儿茶素、烟酸

【 降脂原理 】

茶中含有的茶多酚以及绿茶特有的多酚物质儿茶素，抗氧化作用特别强，可消除血液中的自由基，防止脂质氧化沉积，还能抑制血管壁增厚，避免动脉狭窄，预防血栓、中风发生。

【 其他保健功效 】

防癌抗癌／消炎杀菌／提神醒脑／预防蛀牙／改善便秘

国医小课堂

◎茶叶中含多种营养素，但经过冲泡后会大量流失，只留下少部分的钾、锌、锰。若以茶叶入菜，则可以较完整地摄取各种有益物质。

◎冲泡绿茶时，水温控制在80～90℃。若是冲泡绿茶粉，以40～60℃的温开水冲泡即可。

◎冲泡茶叶的第一泡水不要喝，先摇晃一下即可倒掉。冲泡好的茶要在30～60分钟内饮用完毕，否则茶里的营养成分就会变得不稳定。

◎绿茶粉不可泡得太浓，以2克绿茶粉配450毫升的白开水为宜，否则会影响胃液分泌。

◎勿在空腹时饮茶，以免伤害肠胃。

红酒

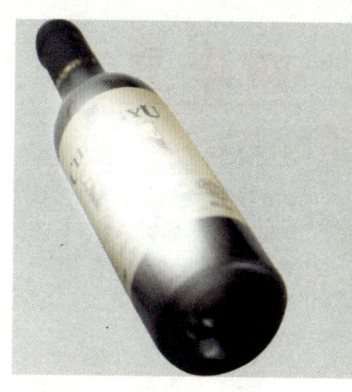

有效成分

类黄酮、花青素、白藜芦醇、红酒多酚、钙、铁、磷、钾

【 降脂原理 】

红酒是由整颗葡萄发酵而成的,所以保留了葡萄皮所含的花青素、白藜芦醇和红酒多酚,这些都是抗氧化力十足的植物活性成分,能修补血管破损,避免低密度脂蛋白氧化、进入血管内皮形成斑块,可有效降低血栓生成的概率,预防高脂血症。

【 其他保健功效 】

保护心血管系统／活血补血／镇定安神／防癌抗癌／美容护肤／延缓衰老／提高免疫力

国医小课堂

◎红酒含有酒精,热量也偏高,因此每日饮用量应以不超过120毫升为佳。

◎红酒经加热后可以将大部分酒精蒸发掉,同时红酒入菜后能留下耐热的营养素,从而增加食物的美味。

◎红酒并不是年份越久越好,因为只有少部分特别好的葡萄酒才具有陈年能力。

◎红酒在晚上饮用保健效果最佳,因为夜晚人体的消化和吸收速度相对减慢,因此进入血液中的酒精是逐渐上升的,对于稳定睡眠和平衡压力有很好的效果。

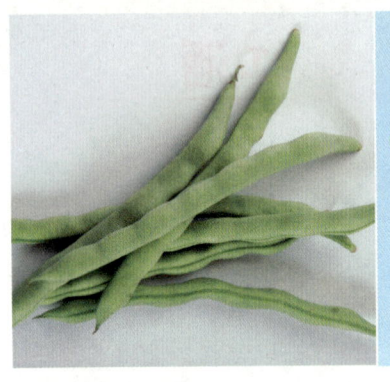

四季豆

有效成分

膳食纤维、糖类、蛋白质、抗性淀粉、类胡萝卜素、异黄酮、B族维生素、维生素C、钙、铁

【 降脂原理 】

四季豆中所含丰富的B族维生素，能促进体内血脂代谢；所含的膳食纤维能减缓胆固醇氧化，控制血脂上升，是高脂血症患者的较好的食材选择。

此外，四季豆中富含有一种抗性淀粉，可减缓身体对糖类的吸收，对于高脂血症并发糖尿病患者非常有益，可避免心血管病变的发生。

【 其他保健功效 】

美容养颜／促进发育／预防贫血／改善便秘／保护视力／造血补血／增强肠胃功能／舒缓经痛

国医小课堂

◎豆类中含有丰富的植物性蛋白，不论是黄豆、黑豆、四季豆，还是扁豆、豌豆、蚕豆，都是高脂血症患者不错的选择。

◎由于四季豆较易引起胀气，为避免肠胃不舒服，建议每天少量摄取，并放慢咀嚼速度，喝一些水或汤，待肠胃机制习惯之后问题便可解决。

◎烹调前，应将四季豆的豆筋摘除，否则既影响口感，又不易消化。烹煮时间宜长不宜短，要保证其熟透。因为四季豆中含有大量皂苷和血球凝集素，若没有完全煮熟，食用后会中毒。

第二章 专家建议不吃的禁忌食物

高脂血症患者的饮食禁忌

经研究发现，患高脂血症跟饮食习惯有明显的关系。比如经常喜欢吃大鱼大肉、海鲜、甜食等食品的人，比饮食清淡者患高脂血症的概率要高。这是因为这些食物中都含有较高的胆固醇和脂肪，大量摄入就必然会增加体内胆固醇和脂肪的含量，从而导致高脂血症。再者，人们经常会认为，只有年纪大的人容易患高脂血症，其实，这种观念有所偏颇。预防血液中胆固醇及脂肪沉积必须早着手，早解决，并力求将健康的饮食观念贯穿在日常生活的全过程中，并严格遵循高胆固醇的食物少吃或者不吃的原则。

◎**饮食原则**。每天将瘦肉、鱼肉及虾蟹等食物的摄入量控制在250克以内。通常，一个鸡蛋蛋黄中含有250毫克的胆固醇，所以如果已经食用过250克的肉类等，就不要再吃鸡蛋了；如果当天的饮食以果蔬类食物为主，则可适当吃1～2个鸡蛋。

◎**烹调原则**。在烹调食物时，最好选择凉拌、氽烫、清蒸、煮食等方法，避免用油炸。

◎**少吃副食**。对于喜欢吃副食的人一定要注意，尽量少吃香肠、炸鸡、炸薯条、冰激凌等食品，因为这些食品中的脂肪和胆固醇含量极高。

碳酸饮料

【简介】

碳酸饮料有许多种，其所含的足量的二氧化碳能起到杀菌、抑菌的作用，还能通过蒸发带走体内的热量，起到降温作用。因此，在炎炎夏季深受人们的喜爱。

【专家建议】

尽量少喝！

【禁忌理由】

□**快速升高血脂的元凶**

碳酸饮料含有的大量精制糖会引起血脂升高，因此，高脂血症患者不宜过多饮用。

□**能引起腹胀**

高脂血症患者一般会伴有胃肠不适等症状，此时如果喝太多碳酸饮料，胃中碳酸饮料释放出的二氧化碳更会加重腹胀，导致食欲下降。尤其是当喝冰镇碳酸饮料时，甚至可能引起胃肠功能紊乱。

□**加重人体缺水**

碳酸饮料中含有的高达10%左右的糖分以及一定量的咖啡因，使得碳酸饮料属于高渗饮料，会加速人体排尿，并不能为人体补充水分，相反，会加快人体缺水过程。

□**增加患肥胖的风险**

碳酸饮料是高热量低营养饮品的典型代表，多饮用会加大人们患肥胖症的风险，而肥胖对高脂血症、肾病、冠心病、高血压等患者来说，都是需要避免的。

□**含大量咖啡因**

研究证明，常饮用含大量咖啡因饮料的人，血脂升高会很快，容易加剧动脉粥样硬化。因此，高脂血症患者大量饮用碳酸饮料，会加速病情的恶化。同时，碳酸饮料中的咖啡因容易使人产生依赖性，常喝的人突然停饮，可能会引起头痛、易怒、胃部不适等症状。

腊肉

【简介】

腊肉是鲜肉经盐、酱油、茴香等调料腌渍加工而成的一种咸肉,有的地方还要将腌好的咸肉进行烟熏。因其风味独特,已经成为南北各地餐馆和百姓餐桌上常见的食材。

【专家建议】

尽量少吃!

【禁忌理由】

□盐分太多

腊肉通常采用五花肉来腌渍,需要大量放盐,导致其盐含量超标,常食极易加重肾脏负担,从而使血脂增高。

□脂肪含量高

腊肉的脂肪含量很高,并且以饱和脂肪酸为主,因此对心血管极为不利。所以,高脂血症及容易有心血管方面并发症的患者不宜食用。

□亚硝酸盐含量高

为了延长腊肉的保存时间,在制作过程中会添加一定量的亚硝酸盐。大量、经常性地食用加入了亚硝酸盐的食品,会增加肝脏的负担和患癌的风险。

□细菌超标

腊肉往往存在细菌超标、脂肪酸败等方面的问题。由于腊肉往往长时间保存,所以很容易寄生一种肉毒杆菌,它的芽苞对高温高压和强酸的耐力很强,极易通过胃肠黏膜进入人体,仅数小时或一两天就会引起中毒。

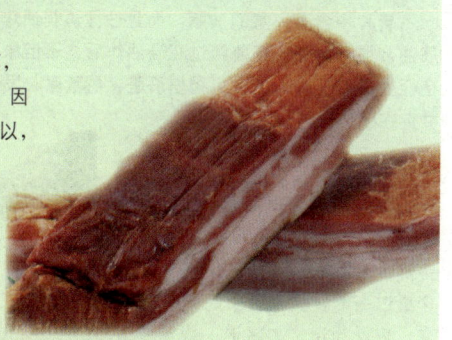

薯片

【 简介 】

薯片薄脆清香、口味独特、便于携带,是许多人非常热衷的零食。

【 专家建议 】

尽量少吃!

【 禁忌理由 】

□营养成分匮乏

薯片虽然美味、可口,但其所含营养成分却相对匮乏。另外,为了调味和方便保存,往往会添加不少盐分、香精、防腐剂等很多不利于健康的成分,因此高脂血症患者应尽量少食。

□有致癌作用

薯片中含有大量的油脂,而且往往这些油炸方便食品的用油并不是优质油,加之土豆或红薯经过高温油炸后,不但原有的维生素会丧失,而且还会生成杂环胺,多食可损伤肝脏,导致生长发育迟缓,生育功能减退,并存在致癌风险。

□铝含量高

薯片中含有一定量的铝,铝并非人体必需的微量元素,相反还是有害健康的食品污染物。如长期食用铝含量过高的食品,会引起神经系统病变,表现为记忆力减退、视觉和运动协调失灵,严重者可能导致痴呆。另外,人体摄入过量的铝,还会抑制骨骼生长,发生骨软化症等。

□热量高

薯片集高糖、高热量、高脂肪、低维生素的特点于一身,会增加高脂血症患者并发肥胖、心血管等疾病的风险。

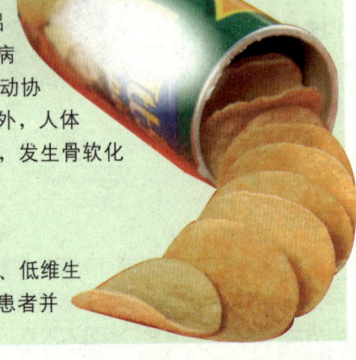

松花蛋

【简介】

松花蛋又名皮蛋,是用石灰等原料腌渍而成的,是我国独创的一类生食蛋品,因剥开蛋壳后,胶冻状的蛋白中常有松针状的结晶或花纹而得名。

【专家建议】

尽量少吃!

【禁忌理由】

□ **胆固醇含量高**

虽然松花蛋有一定的营养和保健价值,但是高脂血症患者却不能多吃。因为当人体血脂控制不好时,常会引起脂质代谢紊乱,出现血脂升高。松花蛋中含胆固醇较高(每100克中含胆固醇550毫克),食后会使血液中胆固醇含量升高,从而加重脂质代谢紊乱,增加高脂血症、冠心病等疾病的发生概率。

□ **有可能引发食物中毒**

因其制作工艺特殊,松花蛋在制成后就不免会受到细菌污染。食品专家研究发现,在看似干净的松花蛋蛋壳表面集聚着400~500个细菌;而脏的蛋壳上的细菌数量更是惊人,居然可达到4亿个,这些细菌会通过蛋壳的空隙进入蛋内。专家还指出,这些细菌主要是能够引发肠道炎症的沙门氏杆菌,其进入人体后会大量附着在肠道壁上,经过一段时间就会释放毒性很强的内毒素,导致食用者出现中毒症状。

因此,一定不能食用蛋壳表面较脏的松花蛋,尤其是高脂血症患者更应注意。

国医小课堂

松花蛋的蛋黄中含有大量的蛋白质,其分解后会变成氨基酸,所以松花蛋的蛋黄吃起来比普通鸡蛋的蛋黄味美鲜香。但由于松花蛋碱性过大,即使是健康人群也不宜多吃,高脂血症患者则更应避免食用。

猪肝

【简介】

肝脏是动物体内储存养料和解毒的重要器官,含有丰富的营养物质。尤其是猪肝含有丰富的铁元素,是最常食用的补铁、补血食物,其营养成分是猪肉的10多倍。食用猪肝可调节和改善贫血患者造血系统的生理功能,但高脂血症患者食用猪肝应谨慎。

【专家建议】

尽量少吃!

【禁忌理由】

□胆固醇含量高

猪肝虽然有很好的食疗作用,但对于高脂血症患者却不适用,因为猪肝中含有较高的胆固醇(每100克中含胆固醇368毫克),食用后会使血液中胆固醇含量升高,从而加重脂质代谢紊乱。

□磷、钾含量高

猪肝中含有丰富的磷(每100克含磷330毫克)、钾(每100克含钾300毫克),已有高脂血症并发肾脏疾病导致的钾、磷代谢障碍者食用后无疑会加重病情,故应忌食。

□饱和脂肪酸含量高

动物内脏类食物含有大量的饱和脂肪酸和胆固醇,这些已经被确定为导致心脏病最重要的膳食因素。长期大量进食动物内脏类食物,会大幅提高患心血管疾病和恶性肿瘤(如结肠癌、乳腺癌)的风险。

国医小课堂

◎患有肝血不足所致的视力低下、夜盲、眼干燥症等人,宜适量食用猪肝;气血虚弱,面色萎黄,缺铁性贫血者,适宜多食;正在进行放疗和化疗的癌症患者,亦可将猪肝作为补充营养的食物。
◎猪肝切忌与野鸡肉、麻雀肉和鱼肉等一同食用。

猪油

【简介】

猪油又称大油、荤油，呈白色或黄白色，具有特殊香味。在猪油的脂肪酸成分中，饱和脂肪酸约占43%，油酸（单不饱和脂肪酸）约占44%，亚油酸和亚麻酸（多不饱和脂肪酸）约占9%，其他脂肪酸约占3%。

高脂血症患者应该十分注意控制膳食中猪油等动物类油脂的摄入量和摄入比例，尽量选用低脂的植物油。

【专家建议】

尽量少吃！

【禁忌理由】

□ **多食可增加患病风险**

猪油中含有较高的饱和脂肪酸和胆固醇，饱和脂肪酸会促进人体对胆固醇的吸收，使血液中胆固醇的含量升高。另外，饱和脂肪酸还容易与胆固醇结合并沉积于血管中，导致动脉粥样硬化，增加高脂血症合并高血压、冠心病、脑中风等疾病的患病风险。因此，高脂血症人群不宜食用猪油。

□ **多食会导致肥胖**

猪油能提供较高的热量，是典型的高热量油脂，经常食用会导致高脂血症患者体重增加，这对于高脂血症患者控制体重极为不利。因此，需要控制体重的高脂血症患者应该尽量少吃或者不吃用猪油烹调的菜肴。

国医小课堂

◎猪油不适合用于凉拌和炸制食物，如果想用它进行调味，必须要趁热，因为放凉后猪油会出现油腥气，从而影响人的食欲。

◎老年人、肥胖者和心脑血管病患者不宜食用；有外感诸病、大便滑泻者应慎食。

◎猪油不可与梅子同食，否则不利于健康。

冰激凌

【简介】

冰激凌的主要原料是水、乳、蛋、甜味剂、油脂和其他食品添加剂，如香料、稳定剂、乳化剂、色素等。其中的乳包括鲜奶、奶粉、炼乳、稀奶油和乳清粉等，蛋包括鲜蛋、冰蛋黄、蛋黄粉和全蛋粉等，是日常生活中非常受人们喜爱的食品。

【专家建议】

尽量少吃！

【禁忌理由】

□营养价值低

冰激凌的能量密度虽然很高，但营养素含量却并不丰富，主要为脂肪和糖，容易导致肥胖、血糖升高等。饭前食用还可能因为温度低而刺激胃肠道，使食欲降低。

□易导致反酸

冰激凌的高脂肪成分常常会影响胃肠排空，甚至导致胃食管反流。因此，很多人在空腹进食冰激凌后会出现反酸、胃灼热等症状。

□多食易患冠心病

冰激凌中往往还会含有人造脂肪酸，如人造黄油、人造奶油、起酥油等，大量进食人造脂肪酸可导致低密度脂蛋白（其水平升高可增加患冠心病的危险）升高，导致高密度脂蛋白（其水平升高可降低患冠心病的危险）降低，因而会增加高脂血症患者并发冠心病的危险。

□含糖量高

冰激凌含糖量也很高，据不完全统计，每100克冰激凌中约含有35克的糖分，可使高脂血症、肥胖症、心脑血管疾病等慢性疾病发病风险增高。

第三章 专家建议的常用中药

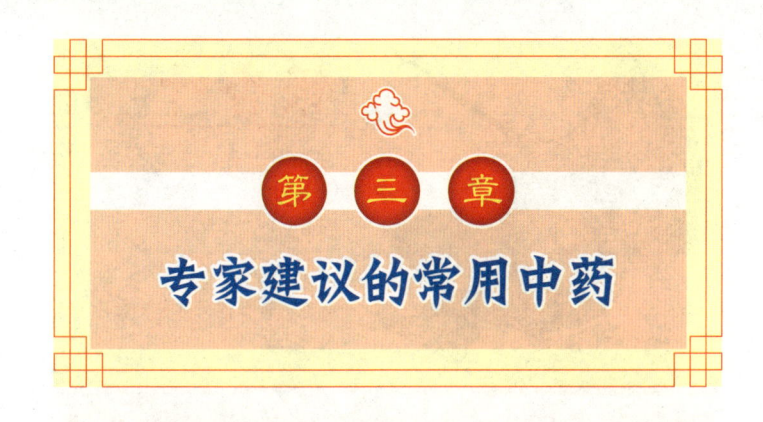

中药的降脂原理

经医学研究发现，我国传统中药材中的许多成员对降低胆固醇有很好的临床功效，为许多身患高脂血症及其他相关病症的患者带来了福音。比如，中药在降低胆固醇方面作用就很明显，其主要是通过以下几个方面来实现的：

◎在肠道中发生作用，促进胆固醇排泄，如虎杖、决明子、何首乌等。
◎有些中药含有植物固醇，可以抑制肠内胆固醇的吸收，如蒲黄、绿豆等。
◎干扰胆固醇、甘油三酯的合成路径，如泽泻、姜黄、茵陈等。
◎促进脂肪氧化代谢，并减少脂质在肝脏中沉积，如丹参、红花等。
◎消退斑块，以减少脂质的堆积，如女贞子。

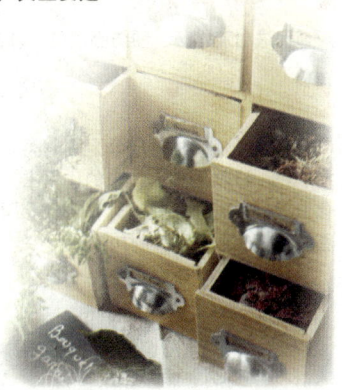

实践证明，很多中药具有良好的降脂作用。

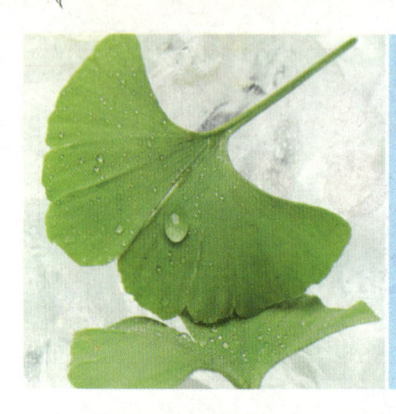

银杏叶

别名

鸭脚子、白果叶

性味归经

味甘、苦、涩、性平、归心、肺经。

银杏叶是一种具有很高药用价值的中药，其药理作用不断被医学界认识，临床应用范围也在逐步扩大。银杏叶来自银杏树，这种被人类称为"活化石"的树种，早在2.5亿年前就已经是我国繁盛的植物了。它经历了千亿年的地球之变，如今却仍然保持着最原始的面貌，演变成今天"神奇的医疗之树"。

【 保健功效 】

促进血液循环、预防心绞痛、降血脂。

【 降脂原理 】

银杏叶片的主要成分为黄酮类化合物，这是一种强力血小板激活因子抑制剂，该物质在人体中的作用主要是增强血管张力、扩张冠状动脉，软化血管、改善血管通透性，降低血脂、胆固醇及甘油三酯，从而达到降血脂、降低血液黏稠度的功效。

国医小课堂

◎银杏叶不能与茶叶、菊花一同泡喝。
◎银杏叶内含有大量的银杏酸，银杏酸是含有毒性的，一般买来的银杏叶未经过深加工和提取，里面的银杏酸含量会很高，服用时要注意。

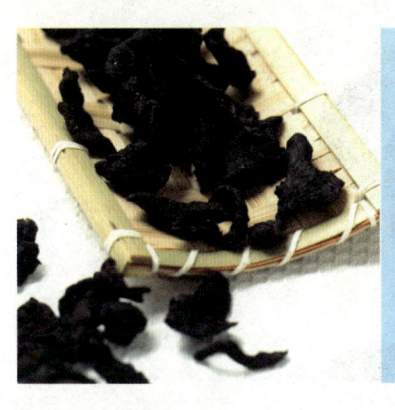

女贞子

别名
女贞实、冬青子、爆格蚤、白蜡树子

性味归经
味苦、甘,性凉,归肝、肾经。

女贞子植株为木犀科木本植物,产于浙江、江苏、湖南、四川、福建等地。经常饮用泡过女贞子的酒具有提高免疫力、强心、利尿、保肝、止咳、缓泻、抗菌、抗癌等作用。此外,女贞子与熟地黄、菟丝子、枸杞子等同用,具有治疗目暗不明的功效;与墨旱莲、桑葚等同用,具有治疗须发早白的功效;与地骨皮、生地黄等同用,具有治阴虚发热的功效。

【 保健功效 】

补益肝肾、滋阴明目、降血脂。

【 降脂原理 】

女贞子所含的齐墩果酸可降低血清总胆固醇、低密度脂蛋白以及极低密度脂蛋白含量,能够提高高密度脂蛋白含量,从而起到降低血脂的作用。

国医小课堂

◎用药提示:煎服,6~12克/日。
◎挑选秘诀:以粒大、饱满、色黑紫者为佳。
◎服用宜忌:据古代医书记载,当作保脾胃药及椒红温暖之类同施,不则恐有腹痛作泄之患。也就是说,脾胃虚寒泄泻及阳虚者忌服女贞子。

黄精

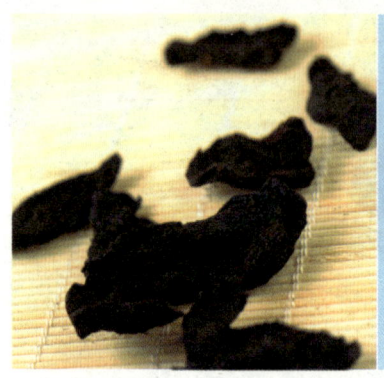

别名
土灵芝、山生姜、冬青子

性味归经
味甘，性平；归脾、肺、肾经。

黄精广泛分布于我国的东北、华北等地，具有宽中益气、使五脏调和、肌肉充盛、骨髓强健、补阴等功。现代医药研究根据药茶同源和医食同源的理论，利用传统工艺及现代技术，把黄精制成条丝与粉粒状，再辅以独特的配方，并按照不同比例与不同品名、不同级别的茶叶搭配，泡制出了极具保健功效的饮品，长期饮用可以起到保持健康、延年益寿的作用。

【 保健功效 】

滋阴益气、健脾补肾、降血脂。

【 降脂原理 】

黄精中的黄精皂苷可降低血脂中的总胆固醇、甘油三酯含量，降脂效果很显著。此外，黄精还能有效阻止脂肪在血管中沉积，对高脂血症患者具有很好的疗效。

国医小课堂

◎用药提示：煎服，9～15克/日。
◎挑选秘诀：以平坦、有众多黄棕色小点、气微、味甘者为佳。
◎服用宜忌：黄精为滋腻之品，久服令人不饥，因此脾虚有湿者不宜服用。此外，中寒泄泻、痰湿痞满气滞者也不宜服用。

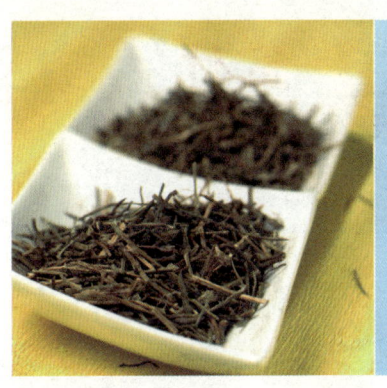

绞股蓝

别名
七叶胆、五叶参

性味归经
味甘、苦,性寒,归脾、肺经。

绞股蓝为多年生葫芦科植物,通常生长于海拔100~3200米的山谷、密林、山坡或者灌木丛中,分布于陕西、甘肃及长江以南地区。每年的春夏两季为采收期,最多可采4次。采回来之后,需要先将其清洗干净,再晾晒干燥。研究发现,绞股蓝的食疗价值可以与人参媲美,能够有效地增强人体免疫力,提高记忆力,并有抗衰老的作用。

【保健功效】

益气健脾、清热解毒、祛痰止咳、降血脂。

【降脂原理】

绞股蓝总皂苷可抑制脂肪细胞产生游离脂肪酸,减少血脂合成,降低人体血清中的总胆固醇、甘油三酯含量,增加高密度脂蛋白含量,从而起到降低血脂的作用。

国医小课堂

◎用药提示:煎服,10~20克/日。
◎服用宜忌:绞股蓝含有与人参皂苷不同的皂苷,所以绞股蓝又具有镇静、滋阴之功效,无毒副作用,宜长期服用。

玉竹

别名

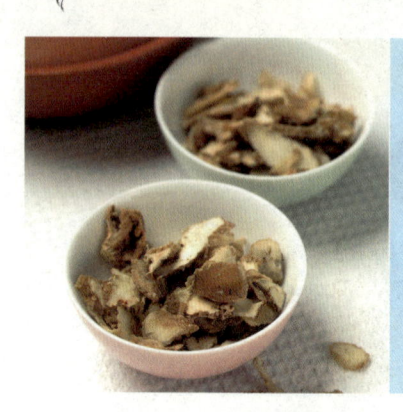

王马、节地、虫蝉、乌萎、青粘、黄芝、玉术、山玉竹

性味归经

味甘,性微寒;归肺、胃经。

玉竹野生分布极广,我国的西南地区为其原产地,具有耐寒、耐阴、喜潮湿环境等特征,因此多生长于含腐烈土质丰富的疏松土壤中。玉竹含有丰富的营养元素,每100克含水分71克、蛋白质1.5克、粗纤维3.6克、烟酸0.3克。此外,还含有铃兰苷、铃兰苦苷、山柰酚、槲皮素、黏液蛋白、碳水化合物。另外,维生素的含量也较大,对人体有益。

保健功效

滋阴润燥、生津止渴、降血脂。

降脂原理

玉竹煎剂具有良好的降脂功效,其有效成分为铃兰苦苷,与山楂、何首乌等合用,能够明显地降低血脂。

国医小课堂

◎用药提示:煎服,6~12克/日。
◎挑选秘诀:以条长、肥壮、色黄白者为佳。
◎服用宜忌:据医书记载,玉竹具有除烦闷、止渴、润心肺、补五劳七伤、虚损、腰脚疼痛、天行热狂等功效,但是胃有痰、湿气滞者忌服。

丹参

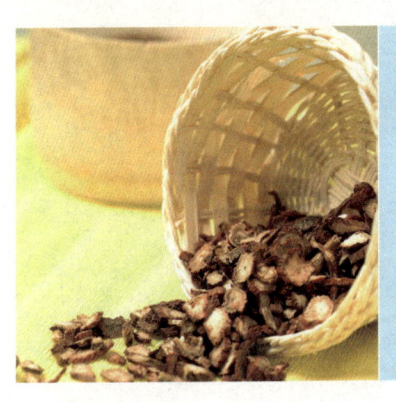

别名
红根、活白根、样乳、紫凡参、赤参、木羊乳、逐马、奔马草

性味归经
味苦，性微寒；归心、心包、肝经。

丹参中含有丹参酮、原儿茶醛、原儿茶酸、丹参素、维生素E等各种营养成分，对降低血脂，抑制冠脉粥样硬化有很好的疗效。此外，丹参如果用于食疗，还能起到增强机体免疫力，降低血糖，抑制结核杆菌等多种细菌的作用。

【保健功效】

活血通经、除烦安神、降血脂。

【降脂原理】

丹参中的丹参素对于降低血浆胆固醇、甘油三酯含量效果显著，还可以提高血脂中的高密度脂蛋白浓度，降低肝脏中甘油三酯含量，从而有效地降低血脂。

国医小课堂

◎用药提示：煎服，5~15克/日。
◎挑选秘诀：以条粗壮，色紫红者为佳。
◎服用宜忌：丹参可引起过敏反应，表现为全身皮肤瘙痒、皮疹、荨麻疹等，有过敏史的患者慎用；丹参畏碱水，反藜芦；月经过多而无瘀血者禁服；孕妇慎服。

红花

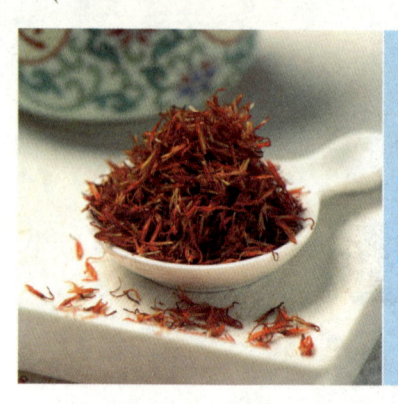

别名
草红花、杜红花、川红花、怀红

性味归经
味辛,性温,归心、肝经。

红花被称为"亚油酸之王",其药用部位为管状花。多在每年夏季花橙红时采摘,之后阴干、晒干或烘干。现代医学研究显示,红花中还含有红花黄色素、红花苷、棕榈酸、硬脂酸、儿茶酚等营养元素,具有非常显著的活血通络功效。

保健功效

活血祛瘀、疏通经络、降血脂。

降脂原理

红花能够降低血清总胆固醇、甘油三酯、磷脂等血脂水平,改善血脂高的状况。此外,红花油可扩张血管,在一定程度上可以预防动脉粥样硬化的发生。

国医小课堂

◎用药提示:煎服,3～10克/日。
◎挑选秘诀:以花冠长、色红、鲜艳、质柔软、无枝刺者为佳。
◎临床实验证明,部分患者服用红花后,会出现鼻出血、共济失调、月经延长或者提前、嗜睡、精神萎靡不振、口干等不良反应,因此高脂血症患者一定要严格遵照医嘱服用。

蒲黄

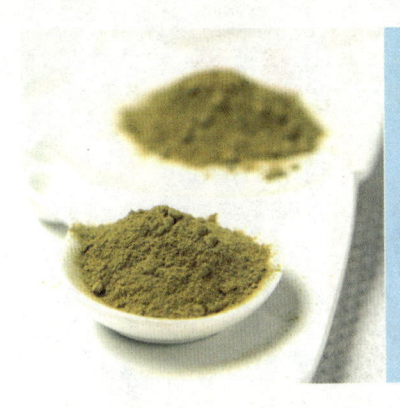

别名
蒲厘花粉、蒲花、蒲棒花粉、蒲草黄、毛蜡烛、水蜡烛

性味归经
味甘，性平，归肝、心包经。

据记载，多食蒲黄可以缓解心脏虚热，对儿童尤其有效。此外，经现代医药学研究显示，将蒲黄与花茶搭配炮制出的蒲黄茶，可起到活血消瘀、降压、凝血等作用。长期饮用，对由瘀热阻滞引起的腹痛肿痛、闭经、痛经、疮疡肿毒、吐血、尿血、阴部湿痒等症有很好的疗效。

保健功效

收敛、止血、利尿、降血脂。

降脂原理

蒲黄所含的谷固醇可在肠道中与外源性脂质形成竞争性蛋白，降低外源性胆固醇的吸收率，并加强外源性胆固醇的代谢，进而起到降血脂的作用。

国医小课堂

◎用药提示：煎服，3～10克/日，包煎。
◎挑选秘诀：以色鲜黄，润滑感强，纯净者为佳。
◎服用宜忌：蒲黄可收缩子宫，故孕妇不宜服用；生服蒲黄还会引起胃部不适，导致食欲减退，因此忌生服。

姜黄

别名

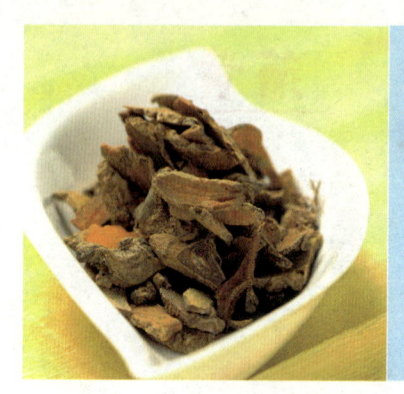

宝鼎香、黄姜、毛姜黄、川姜黄

性味归经

味辛、苦,性温,归肝、脾经。

姜黄植株为多年生草本,主要产自我国的四川、福建、广东以及江西等省,通常在冬季或早春时节进行采收。具有多种保健功效,如可以防癌抗肿瘤、抑制病原微生物等。其中,姜黄素、挥发油、姜黄酮以及姜烯、龙脑和倍半萜醇等具有利胆的功效,能够加快胆汁生成以及分泌的速度,同时可有效促进胆囊收缩。

【 保健功效 】

行气活血、通经止痛、降血脂。

【 降脂原理 】

姜黄素能降低肝重,减少肝脏中甘油三酯、游离脂肪酸和血液中游离脂肪酸的含量,能提高血清总胆固醇和高密度脂蛋白含量。另外,姜黄素还能抑制脂肪酸合成。

国医小课堂

◎用药提示:煎服,3~10克/日。
◎凡病因血虚臂痛,血虚腹痛,而非瘀血凝滞、气塑上逆作胀者,切勿误用。否则会更加伤血分,对病情不利。也就是说,血虚而无气滞血瘀者忌服姜黄。

川芎

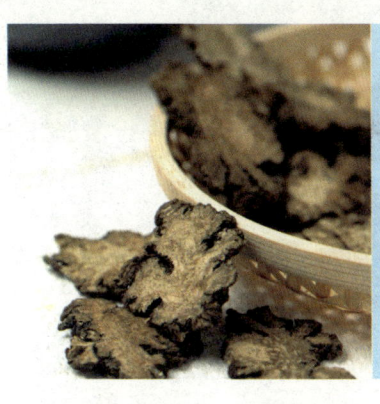

别名
大川芎、香果雀脑芎、京芎、西芎

性味归经
味辛，性温；归肝、胆、心包经。

川芎为多年生草本，花期为每年的7～8月，果期为9月。大多为人工栽培药物，其药用部位为根茎。现代医学研究发现，川芎中含有藁本内酯、川芎内酯、川芎嗪、阿魏酸及维生素等多种有效成分，具有良好的保健功效。

【 保健功效 】

行气活血、祛风止痛、降血脂。

【 降脂原理 】

川芎所含的川芎嗪可以调节脂质代谢，并降低血清中的低密度脂蛋白含量，升高高密度脂蛋白含量，抑制血栓形成，改善微循环，有效降低血脂水平。

国医小课堂

◎用药提示：煎服，3～9克/日。
◎挑选秘诀：以个大饱满、质坚实、断面色黄白、油性大、香气浓者为佳。
◎服用宜忌：风寒头痛、风热头痛、偏头痛以及血管神经性头痛者宜食；高血压性头痛、脑肿瘤头痛、肝火头痛以及阴虚火旺者均应忌食。

虎杖

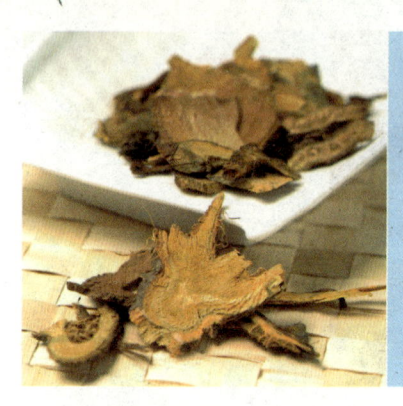

别名
大虫杖、苦杖、酸杖、斑杖

性味归经
味微苦；性微寒；归肝、胆、肺经。

虎杖含有蓼苷、有机酸、葡萄糖苷、多糖类等有效成分，具有清热解毒、清凉解暑、健胃消食的作用。此外，虎杖植株优美极具观赏性，同时也是很好的药膳食材，如虎杖植株的嫩茎可以当作蔬菜食用；其根可以榨汁后饮用，将其放置在凉水中冰镇，口感更好，通常被称为"冷饮子"，是很好的清凉解暑茶；液汁可加入米粉中调味，令其口味独特，因略带酸味，所以又称为"酸汤杆"。

【保健功效】

清热解毒、利湿退黄、散瘀止痛、降血脂。

【降脂原理】

虎杖能有效降低血清中总胆固醇、甘油三酯、低密度脂蛋白含量，对高胆固醇、高甘油三酯、高脂血症及混合性高脂血症有显著疗效，故非常适合高脂血症患者服用。

国医小课堂

◎用药提示：煎服，9～15克/日。
◎挑选秘诀：虎杖以根部粗壮、坚实，断面色黄者为佳。
◎服用宜忌：孕妇禁止服用。

茵陈

别名

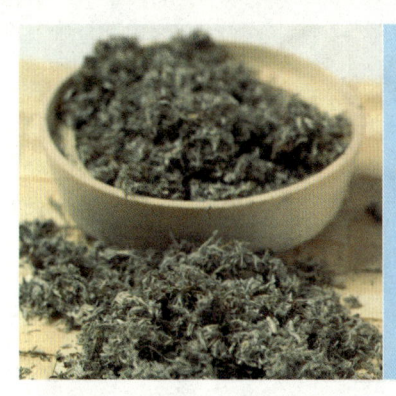

茵陈蒿、石茵陈、绵茵陈、绒蒿、臭蒿、安吕草

性味归经

味苦、辛,性微寒;归脾、胃、肝、胆经。

茵陈为多年生草本或半灌木状,其含有 β-蒎烯、茵陈二炔烃、茵陈炔酮、香豆素、黄酮、有机酸、呋喃类等多种营养成分。在药疗方面,只用茵陈单独一味,就可以对因湿热熏蒸而引起的黄疸有很好的疗效。此外,如果茵陈与泽泻、猪苓等配伍,对小便不利患者有显著的功效;如与附子、干姜等药配伍,除用于治疗湿热黄疸之外,还对阴黄病症者有极好的疗效。

保健功效

利湿退黄、解毒疗疮、降血脂。

降脂原理

茵陈能加速胆汁分泌,提高肝脏内胆固醇的排泄率,从而降低血清中总胆固醇的含量,改善及稳定高脂血症患者的病情。

国医小课堂

◎用药提示:煎服,6~15克/日。
◎挑选秘诀:茵陈以质嫩,绵软,色灰白,香气浓者为佳。
◎食用禁忌:茵陈须配合温中祛寒之品,如附子、干姜等药同用,蓄血发黄者及血虚萎黄者慎用。

泽泻

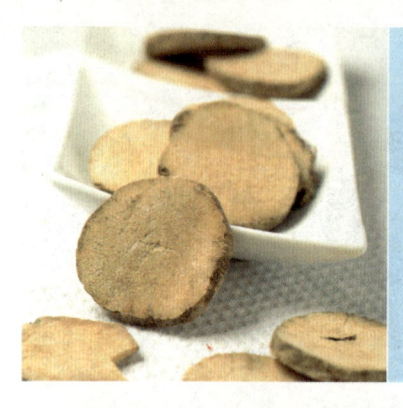

别名
水泻、芒芋、鹄泻、泽芝、及泻、天鹅蛋、天秃

性味归经
味甘，性寒；归肾、膀胱经。

泽泻的块茎中含有泽泻醇A、泽泻醇B、乙酸泽泻醇A酯、乙酸泽泻醇B酯和表泽泻醇A，挥发油、生物碱、天门冬素，植物甾醇、植物甾醇苷，脂肪酸、蛋白质等多种营养成分，初次服用可以增强体质，经常服用可以起到减肥的作用。

【保健功效】

渗湿泻热、利水消肿、降血脂。

【降脂原理】

泽泻中所含的醇提取物泽泻醇A、泽泻醇B以及泽泻醇A醋酸酯等成分，可以降低外源性胆固醇在小肠内的吸收率，加速胆固醇的排出，从而降低血清总胆固醇的含量。

国医小课堂

◎用药提示：煎服，5~10克/日。
◎挑选秘诀：以块大，色黄白，光滑，质充实，粉性足者为佳。
◎服用宜忌：《本草经疏》中记载，病人无湿无饮而阴虚，及肾气乏绝，阳衰精自流出，肾气不固精滑、目痛、虚寒作泄等候，法咸忌之。也就是说，肾虚精滑无湿热者禁服。

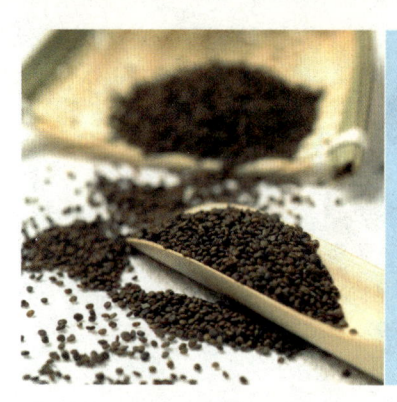

沙苑子

别名
沙苑、白蒺藜、沙苑蒺藜

性味归经
味甘,性温;归肝、肾经。

沙苑子为豆科植物扁茎黄芪的种子,花期为每年的8～9月,果期为9～10月,至秋末冬初果实成熟尚未开裂时进行采割,将其晾晒至干燥,打下种子即为药用沙苑子。沙苑子含有黄酮类、生物碱、三萜类成分、酚类、鞣质、氨基酸、多肽、蛋白质等营养元素,是人们日常生活中常用的保健药材。

保健功效

补肾固精、养肝明目、降血脂、防治头晕眼花、防治腰膝酸软、防治早泄、防治尿频和遗尿。

降脂原理

沙苑子煎剂有明显的降酶及降脂作用,能显著降低血清中胆固醇和甘油三酯含量,并促使高密度脂蛋白升高。

另外,沙苑子黄酮还能降低甘油三酯及肝内胆固醇的含量。

国医小课堂

◎用药提示:煎服,10～20克/日。
◎服用宜忌:在我国古代的中医药典籍中有这样的记载:相火炽盛,阳强易举者忌服;肾与膀胱偏热者禁用。

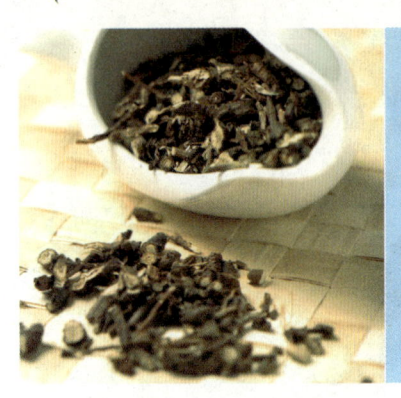

柴胡

别名
地熏、茈胡、山菜、茹草、柴草

性味归经
味苦、辛，性微寒；归肝、胆经。

柴胡为伞形科植物柴胡或狭叶柴胡的干燥根，按性状不同，可以分为"北柴胡"及"南柴胡"。柴胡含有挥发油、柴胡醇、油酸、亚麻酸、棕榈酸、硬脂酸、葡萄糖及皂苷等营养成分，因此具有很高的药用价值。例如，柴胡与龙骨、牡蛎、茯苓等一同煮汤食用，可用以治疗强烈神经兴奋、失惊、不眠、头痛眼花、心跳等症，尤其对于体质虚弱者有显著作用。

【保健功效】

疏肝解郁、益气升阳、退热解表、降血脂。

【降脂原理】

柴胡所含的柴胡皂苷可有效改善肝胆功能，促进体内的脂质排泄，显著降低血清中的甘油三酯、胆固醇的含量。临床上用柴胡治疗高脂血症有一定的疗效。

国医小课堂

◎用药提示：煎服，3～9克/日。

◎挑选秘诀：以根条粗长，无茎苗，须根少，气微香者为上品。

◎服用宜忌：肝阳上亢，肝风内动，阴虚火旺及气机上逆者忌用或慎用柴胡。

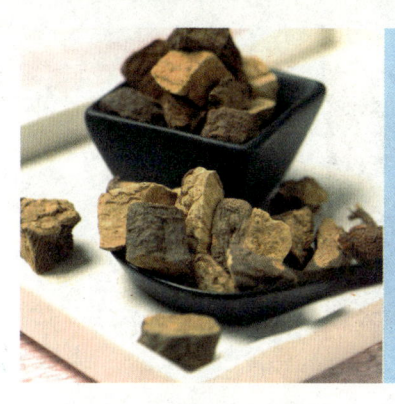

何首乌

别名
何首乌、地精

性味归经
味苦、甘、涩,性微温;归肝、肾经。

何首乌的入药部位是植物何首乌的块根,立秋之后采挖,切厚片,干燥;或用黑豆煮汁拌何首乌,再蒸至内外均呈棕黄色,晒干。前者称为生何首乌,后者称为制何首乌,二者功效不同,服用时应注意区分。

保健功效

补益精血、润肠通便、降血脂。

降脂原理

何首乌所含的大黄酚、大黄素等物质可以促进肠胃蠕动,减少肠道对外源性胆固醇的吸收量,以提高胆固醇的排泄率。何首乌中的卵磷脂则可预防脂肪在肝脏中沉积,加快胆固醇的代谢速度,从而有效降低血清中总胆固醇的含量。

国医小课堂

◎用药提示:煎服,10~30克/日。
◎挑选秘诀:以体重质坚、粉性足,横切面黄棕或浅红色者为佳。
◎服用宜忌:服用何首乌时如出现过敏现象,应停药并立即就医。同时,何首乌应忌与猪肉、羊肉、铁剂、萝卜、葱、蒜等同食;大便稀薄或腹泻者不宜服用何首乌。

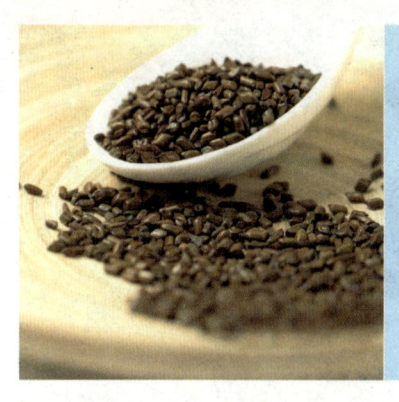

决明子

别名
还瞳子、马蹄子、草决明、羊明、羊角、马蹄决明

性味归经
味甘、苦、咸,性微寒;归肝、大肠经。

决明子为豆科一年生草本植物,每年秋、冬季节开始采收,取其成熟果实,晒干之后,再打下种子,除去杂质以备用。决明子中含有大黄酚、大黄素、大黄素甲醚、决明素、橙黄决明素以及新月孢子菌玫瑰色素、决明松、决明内酯等有效成分。唐代诗人白居易曾经在诗中写道"案上漫铺龙树论,盒中虚捻决明丸",从中不难看出决明子良好的保健功效。

【 保健功效 】

清热明目、润肠通便,降血脂。

【 降脂原理 】

决明子所含的植物固醇及大黄素蒽酮,可以有效降低血清中总胆固醇水平,提高高密度脂蛋白的含量,从而起到调节以及改善高脂血症的作用。

国医小课堂

◎用药提示:煎服,10~15克/日。
◎挑选秘诀:均以种粒饱满、色绿棕者为佳。
◎服用宜忌:决明子茶苦寒伤胃,所以脾胃虚寒、气血不足者不宜服用。

黄芩

别名

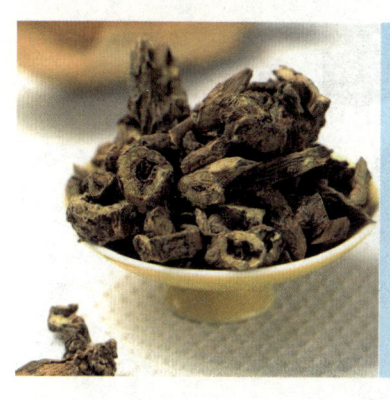

腐肠、黄文、妒妇、虹胜、经芩、黄金条根

性味归经

味苦,性寒,归肺、胆、脾、胃、大肠、小肠经。

黄芩可以生用,酒炙或炒炭用,为多年生草本,其根茎肥厚,茎直立或斜升,多分枝,含有黄芩苷元、黄芩苷、汉黄芩素、汉黄芩苷、黄芩新素、苯乙酮、棕榈酸、油酸、脯氨酸、苯甲酸、黄芩酶、β-谷甾醇等营养元素。

【 保健功效 】

清热解毒、泻火润燥、降血脂。

【 降脂原理 】

黄芩中的黄酮类成分降脂作用显著,可有效降低血清中甘油三酯的游离脂肪酸水平,提高高密度脂蛋白含量,从而改善血脂的分布状态。

国医小课堂

◎用药提示:煎服,3~10克/日。
◎挑选秘诀:黄芩以质硬而脆、断面黄色、中间红棕色者为佳。
◎服用宜忌:凡是中寒作泄、中寒腹痛、肝肾虚而且少腹痛、血虚腹痛、脾虚泄泻、肾虚溏泻、脾虚水肿、血枯经闭、气虚小水不利、肺受寒邪喘咳以及血虚胎不安、阴虚淋露的患者,皆应禁服黄芩。

灵芝

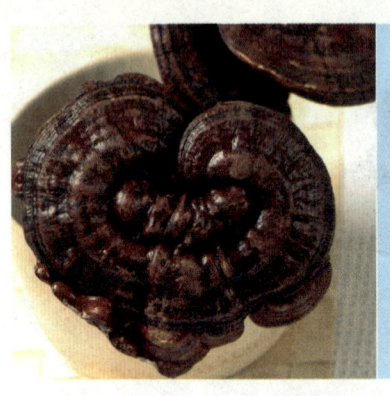

别名
三秀、灵芝草

性味归经
味甘,性平,归肺、心、脾、肾经。

灵芝自古以来就被认为是吉祥、富贵、美好、长寿的象征,有"仙草""瑞草"之称,中华传统医学长期以来一直将其视为滋补强壮、固本扶正的珍贵中草药。

保健功效

滋阴生津、滋补强壮、安神宁心、降血脂。

降脂原理

灵芝的营养价值和药用价值都很高,它所含的多种氨基酸、三萜化合物可有效增强人体中枢神经系统机能,促进人体血液循环,降低血清中总胆固醇、甘油三酯、低密度脂蛋白的含量。

国医小课堂

◎用药提示:将灵芝剪碎,放入药罐中,反复煎煮3~4次,分次服用煎液,每日摄取量为10~30克。

◎挑选秘诀:以皮壳坚硬且呈红褐色、有光泽、柄短、肉厚、菌盖呈淡黄色或金黄色者为最佳。

◎服用宜忌:新鲜的灵芝可以直接食用,但保存期很短。市场上散装的灵芝,使用前最好先清洗后再食用。

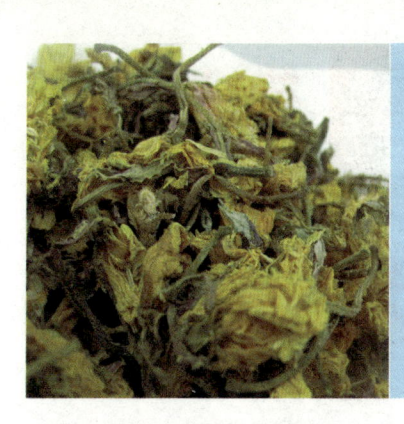

月见草

别名
山芝麻、夜来香

性味归经
味甘，性温，归脾、肝、心经。

月见草为柳叶菜科，月见草属，是二年生草本。月见草含有大量 γ—亚麻油酸，其活性比亚麻油酸高了十几倍，对多发性硬化症、异位性皮肤炎、风湿性关节炎等有显著疗效。此外，临床显示，月见草油对人体具有很好的保健功效，是维持人体机能的重要营养物质。

【 保健功效 】

通络经脉、祛除风湿、平抑肝风、降血脂、预防冠状动脉粥样硬化。

【 降脂原理 】

月见草可治疗多种疾病，调节血液中类脂物质含量，对由高胆固醇、高脂血症引起的冠状动脉粥样硬化及脑血栓等症有显著疗效，有降血脂、抗血栓、改善血液循环等诸多功效。

国医小课堂

◎用药提示：煎汤，5～15克/日。
◎挑选秘诀：以花淡黄色，蒴果圆柱形，种子细小者为佳。
◎服用宜忌：出现激素分泌失调问题的乳癌患者和患有癫痫病者，在服用月见草之前必须经医师同意，并且使用量也要适当控制，切忌私自用药或改变服用剂量。

荷叶

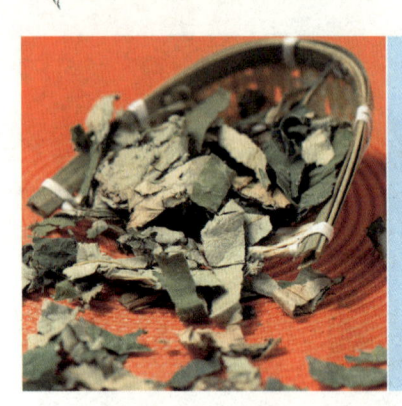

别名
干荷叶、荷叶炭

性味归经
味苦,性平;归心、肝、脾、胆、肺经。

荷叶是睡莲科植物莲的叶子,每年的6~9月为其盛产期,采收后晒至七八成干备用。荷叶含有莲碱、原荷叶碱和荷叶碱等多种生物碱及维生素C。中医研究发现,荷叶有清热解暑、平肝降脂的功效,适用于对暑热烦渴、口干引饮、小便短黄、头目眩晕、面色红赤等症状者以及高血压、高脂血症患者进行治疗。

保健功效

清暑利湿、生津止渴、消脂减重、降血脂。

降脂原理

荷叶中提取的荷叶碱可扩张血管,清热解暑,有降胆固醇的作用,临床上也常用其治疗肥胖症。荷叶煎剂对治疗高脂血症、降低胆固醇的有效率最高可达91.3%,其中显效可达37.8%。

国医小课堂

◎用药提示:荷叶可内服也可外用。内服时煎汤,3~9克/日;外用时捣敷、研末掺或煎水洗。
◎挑选秘诀:以叶大、色绿、微有清香气者为佳。
◎服用宜忌:腹泻、胃寒或低血压者不宜多服荷叶。

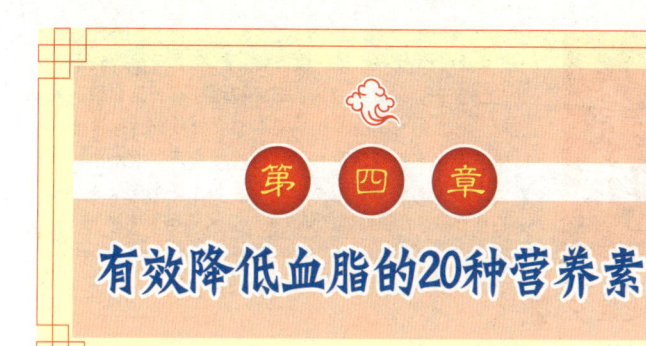

第四章 有效降低血脂的20种营养素

我国居民膳食宝塔

我国营养学会针对居民膳食结构中存在的问题,总结得出了我国居民的膳食"宝塔",从底层开始,越往上层摄入的量应越少。

◎第1层:谷类及薯类。谷类包括米等杂粮;薯类包括土豆等。可提供糖类、蛋白质、膳食纤维及B族维生素等营养物质。

◎第2层:蔬菜及水果,包括叶菜、茄果等,可提供膳食纤维、矿物质、维生素C、胡萝卜素等。

◎第3层:动物性食物,包括肉、禽蛋等,可提供蛋白质、脂肪等。

◎第4层:奶类、豆类及其制品,主要作用是提供蛋白质等。

◎第5层:纯热能型食物,包括动植物油、淀粉、食用糖和酒类,主要可提供能量。

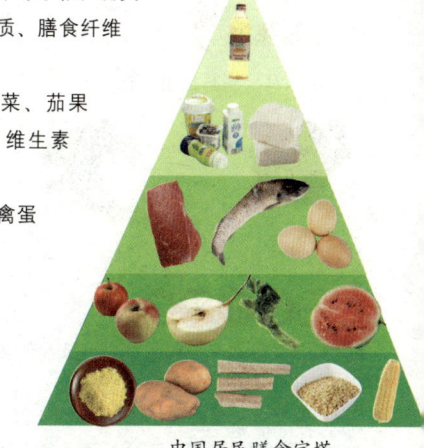

中国居民膳食宝塔

膳食纤维

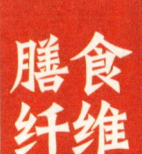

膳食纤维是一种碳水化合物，只存在于植物细胞及其细胞壁中。由于人体缺乏可将之分解的消化酶，所以其在人体内不会产生热量。膳食纤维分为水溶性纤维与非水溶性纤维两种，水溶性纤维可溶于水中，并像海绵一样，在吸收水分后会膨胀，并形成胶质，延长食物停留在胃部的时间，从而让人产生饱腹感。

【缺乏症状】

便秘／血脂升高／肥胖

【保健功效】

降低血脂／防治便秘、痔疮／减轻体重／减缓血糖上升／预防大肠癌

【降脂原理】

膳食纤维可与人体内的胆酸及胆盐结合，并促其排出体外，降低血液中胆固醇含量，并在十二指肠中延缓胆酸和脂肪的结合，干扰胆固醇被人体吸收。

【食物来源】

黑木耳、新鲜蔬果、五谷类等。

黑木耳

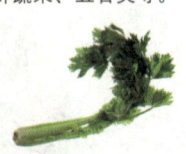

芹菜

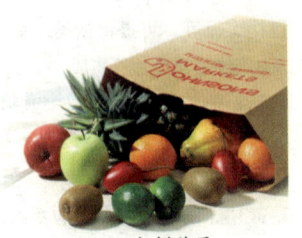

新鲜蔬果

国医小课堂

◎膳食纤维会与胆酸结合，摄入量过多，会干扰矿物质的吸收。儿童与老年人尤其要注意控制摄入量，以免导致热量与营养缺乏。

◎高脂血症患者每日摄入量为25～35克，大约为3碟蔬菜、2份水果。

维生素 B₂

维生素B₂又称核黄素,属B族维生素中的一种,是水溶性的,具有易于消化及吸收的特性,不会蓄积在体内,需要经常补充。由于饮食不均衡,尤其是乳类食品摄取不足,使得维生素B₂成为我国居民最容易缺乏的一种维生素,因此现代人必须及时补充,积极摄取,高脂血症患者尤甚。

【缺乏症状】

口腔炎/口唇炎/口角炎/舌炎/成长迟缓/引发脂溢性皮肤炎/眼睛充血/弱视/易产生疲劳感/头晕

【保健功效】

保护血管健康/防止脂质沉积/预防动脉粥样硬化/去除过氧化脂质/促进细胞再生/促进皮肤、指甲、毛发生长/预防口腔、舌、唇发炎/缓解视疲劳

【降脂原理】

维生素B₂可助血管细胞抗氧化,有益血管破损修补,使胆固醇不易沉积。此外,维生素B₂还可促进负责代谢脂肪的辅酶活性,使肝脏内及血液中的脂肪迅速排出,避免形成肥胖及脂肪肝,减少胆固醇的制造来源。

【食物来源】

牛奶及乳制品、动物肝脏、绿色蔬菜、坚果类、豆类及豆制品、五谷杂粮等。

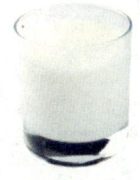

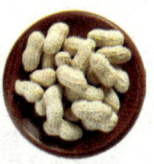

| 牛奶 | 豆腐 | 核桃 | 花生 |

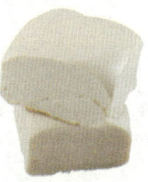

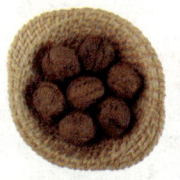

维生素C

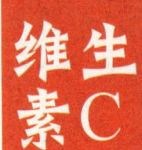

维生素C是水溶性维生素,因为呈酸性且可预防坏血病,所以又被称为抗坏血酸。该营养素本身无色,水溶液呈酸性并略带酸味。维生素C除了在弱酸中比较安定外,对热度及光都比较敏感,在碱性环境中则会被完全破坏,泡在水里会流失。因此,人体很难贮存维生素C,必须每天摄取。

【缺乏症状】

牙龈出血/容易瘀血/皮肤干燥/贫血/骨骼发育不良/致癌

【保健功效】

促进脂肪代谢/降低胆固醇/减少静脉血栓/帮助伤口愈合/预防牙龈出血/增强免疫系统功能/预防坏血病/防癌抗癌

【降脂原理】

维生素C能有效改善脂肪和类脂(特别是胆固醇)的代谢,是高脂血症患者饮食中必不可少的一种营养元素。维生素C还能通过抗氧化作用防止胆固醇等氧化,起到延缓衰老的作用。

【食物来源】

菠萝、草莓、猕猴桃、西蓝花、紫甘蓝、青椒、番石榴、西红柿、柑橘类、葡萄柚等。

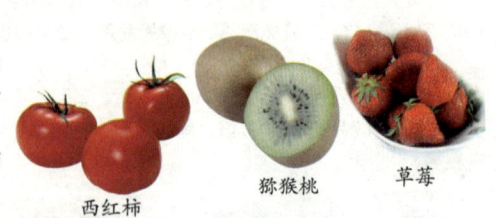

西红柿　　猕猴桃　　草莓

国医小课堂

维生素C与细胞间胶原蛋白的生长及维持有密切关系,缺乏后会使血管、黏膜及皮肤等细胞间的结合变得松弛,从而导致出血或皮肤无光泽等现象。

维生素E

维生素E是一种脂容性维生素,具有强烈的抗氧化性,有助于细胞内DNA的完整裂变以及修复受损细胞,因而可避免血管内皮组织细胞受损而造成的斑块硬化。

随着其保健功效日益被发现,维生素E已经成为人体免疫功能的守护者。

【缺乏症状】

溶血／轻微贫血／神经、肌肉功能损伤／营养不良／不孕

【保健功效】

稳定血脂／预防动脉粥样硬化／抗衰老／预防不孕及早产／缓解疲劳／美白保湿／防癌抗癌／提高免疫力

【降脂原理】

维生素E可促进脂质分解和代谢的活性,有助于胆固醇的转运与排泄,起到稳定血脂的作用。维生素E能增强血液的抗氧化能力,减少巨噬细胞的产生,而巨噬细胞正是形成斑块、造成血管硬化、病变的元凶。此外,维生素E还具有扩张血管及抗凝血作用,可防止血液凝固,同时保护血管内壁细胞的完整性,避免游离脂肪及胆固醇在伤口处沉积。

【食物来源】

植物油、小麦胚芽、胚芽米、绿色蔬菜、坚果、黄豆等。

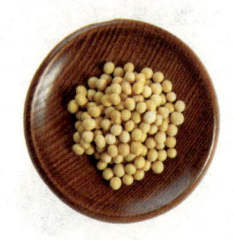

黄豆　　　　　　花生　　　　　　植物油

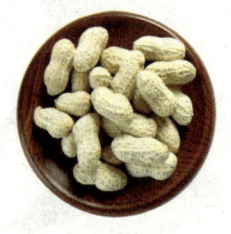

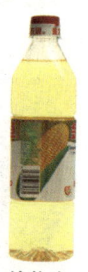

烟酸

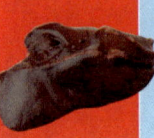

烟酸也叫维生素B_3或维生素PP，它是人体必需的13种维生素之一，也是一种水溶性维生素，属于B族维生素。烟酸可在人体内转化为烟酰胺，是辅酶的组成部分，能够参与体内脂质代谢，组织呼吸氧化过程和糖类无氧分解过程。因此，对高脂血症患者具有很好的保健作用。

缺乏症状

体重减轻／疲劳乏力／记忆力减退／失眠／腹泻／痴呆

保健功效

降低胆固醇及甘油三酯／保护消化系统功能／减缓胃肠障碍／保护皮肤／预防和缓解偏头痛／促进血液循环／降血压／缓解腹泻／减轻内耳性眩晕症

降脂原理

烟酸既能抑制极低密度脂蛋白的合成，又能促进极低密度脂蛋白的分解，使血浆内极低密度脂蛋白明显降低，并使中间密度脂蛋白和低密度脂蛋白相应减少。其能使脂肪组织中环磷酸腺苷含量减少，导致激素敏感性脂肪酶活性降低及游离脂肪酸减少，使肝脏不能合成足够的甘油三酯，因而减少极低密度脂蛋白生成，具有降血脂的作用。

食物来源

酵母、动物肝脏、肉类、绿色蔬菜、肾脏、鱼以及坚果类等。

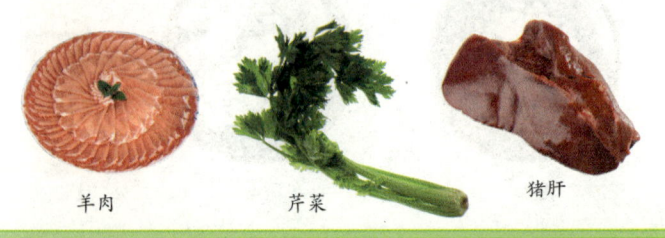

羊肉　　芹菜　　猪肝

β-胡萝卜素

β-胡萝卜素是自然界中存在最普遍、最稳定的天然色素之一,也是一种抗氧化剂,具有解毒作用,是维护人体健康不可缺少的营养素,在抗癌、预防心血管疾病、白内障及抗氧化等方面也有着显著功效,同时还能减缓衰老及防止由其引起的多种退化性疾病。

缺乏症状

黏膜干燥／增加生殖系统病变概率／泌尿系统功能下降／呼吸道感染／过早衰老／失眠／浑身乏力／皮肤角质化／增加癌症患病率／可引起夜盲症

保健功效

降低胆固醇／保护视力／抗氧化／增强抵抗力／预防癌症／预防心血管疾病／保护皮肤／增强生殖系统机能／强化呼吸道系统功能／预防白内障

降脂原理

β-胡萝卜素可阻止动脉中的低密度脂蛋白受自由基攻击,减少氧化物在血管中的沉积量。同时,β-胡萝卜素的高抗氧功效可帮助血管内皮组织修护,使脂质不易附着及渗入其中,从而降低斑块及心血管病变的发生概率。

食物来源

胡萝卜、西红柿、木瓜、杧果、南瓜、红薯及绿色蔬菜等。

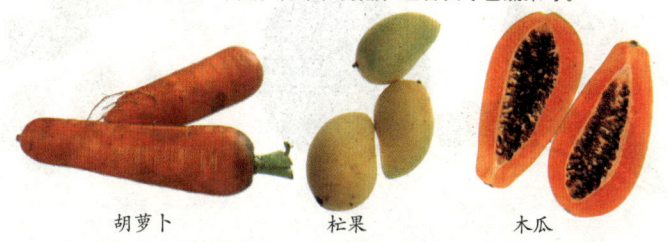

胡萝卜　　　杧果　　　木瓜

叶酸

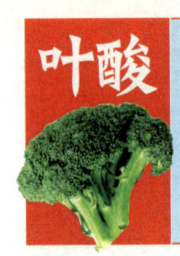

叶酸又叫维生素B_9或维生素M，是一种水溶性维生素，普遍存在于植物的叶绿素内，其中深绿色叶菜类含量丰富。叶酸是制造红细胞不可缺少的物质，与维生素B_{12}同为造血维生素，一旦摄取不足，就容易导致红细胞生成不完全，从而引起贫血、容易疲倦、气喘、浮肿等症状。

【 缺乏症状 】

贫血／长舌疮／虚弱乏力／失眠／躁动不安／健忘

【 保健功效 】

降低胆固醇及甘油三酯／预防贫血／保护皮肤／保护神经系统功能／预防口腔溃疡／促进乳汁分泌／帮助白发变黑／促进胚胎及胎儿神经细胞发育／预防胎儿先天缺陷

【 降脂原理 】

叶酸中含有大量单不饱和脂肪酸，其能够增加热量散发，燃烧体内多余的胆固醇，从而降低血脂含量。因此，血管脂肪化的高脂血症患者可以通过摄入叶酸来加以改善。

【 食物来源 】

毛豆、蚕豆、白菜豆、花扁豆、芦笋、菠菜、西蓝花、秋葵、紫甘蓝、油菜、腰果、栗子等。

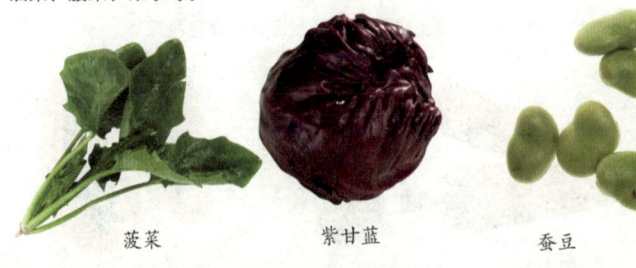

菠菜　　　　　紫甘蓝　　　　　蚕豆

植物固醇

植物固醇通常存在于植物性食物中，它包括谷固醇、豆固醇、苯油固醇等，与动物脂质的胆固醇相似，但能防止动脉粥样硬化。

由于其广泛存在于水果、蔬菜、植物油、坚果及谷物内。因此，高脂血症及动脉粥样硬化患者应适量食用上述食物。

【缺乏症状】

动脉粥样硬化／心肌梗死／脑出血

【保健功效】

抑制胆固醇吸收／预防结肠癌／预防心脏病／预防动脉粥样硬化

【降脂原理】

植物固醇可以抑制胆固醇被人体吸收。通常情况下，食物内的胆固醇在人体内会跟胆汁酸结合，并在小肠被吸收。如果摄取了植物固醇，它就会代替胆固醇跟胆汁酸结合，而没有被吸收的胆固醇就会变成粪便，排出体外。这是因为植物固醇跟胆固醇的结构相似，可替代胆固醇被人体吸收。

【食物来源】

绿色蔬菜、谷物、水果、芝麻、花生及豆类、玉米油、葵花籽油等。

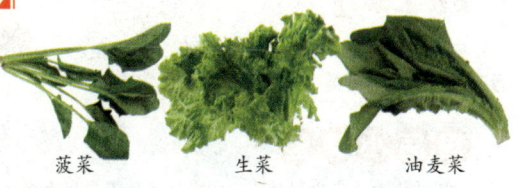

菠菜　　　　生菜　　　　油麦菜

国医小课堂

如果不能定期摄取植物固醇，就不会对降血脂有明显效果。这是因为植物固醇需要2～3周才能发挥改善血液中胆固醇值的作用。因此，一旦停止摄取，血液中的胆固醇就会在3周内回到原来的水平。

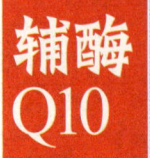

辅酶Q10

辅酶Q10是制造身体热量必需的元素之一。内脏器官及肌肉必须有热量才能运作，负责生产热量的是三磷酸腺苷。而当血糖及脂肪酸需要制造三磷酸腺苷时，辅酶Q10就会扮演十分重要的角色。由于辅酶Q10具有随着年龄的增长而逐渐减少的特性，因此，中老年人应适量多食用一些含有辅酶Q10的食物。

【缺乏症状】

降低制造热量的能力／肌肤老化／免疫力下降／容易疲劳／肩膀酸痛／怕冷

【保健功效】

降低胆固醇／保护心肌／抗心衰／抗心律失常／保护肝脏／降低外周血管阻力／延缓肌肤衰老

【降脂原理】

辅酶Q10能抑制血管内携带低密度脂蛋白，从而有效预防动脉粥样硬化等疾病。

【食物来源】

牛肉、猪肉、猪肝等肉类及鲤鱼、沙丁鱼、青花鱼等青背的鱼类中都含有辅酶Q10。

猪肉

国医小课堂

◎仅仅从食物中摄取辅酶Q10有时候并不能完全满足人体所需，因此可以通过服用相关保健食品进行补充。

◎正在服用治疗药物的人群服用辅酶Q10保健品时应向医生咨询。

◎辅酶Q10不仅具有消除疲劳、改善肌肤老化的功效，若持续摄取，还能起到修复肌肉的作用，所以高脂血症患者应多吃含有辅酶Q10的食物。

共轭亚麻油酸

共轭亚麻油酸为不饱和脂肪酸的一种,它可以有效降低体内脂肪含量。当脂肪在体内被消化吸收后,会由脂蛋白解脂酶协助贮存体内,再由激素感受性解脂酶分解转成能量,当激素感受性解脂酶活性降低时,脂肪就会在体内囤积,而共轭亚麻油酸能够活化激素感受性解脂酶,帮助脂肪顺利转化成热量。

缺乏症状

导致脂肪囤积／动脉粥样硬化

保健功效

预防糖尿病／稳定血糖浓度／降低脂肪含量／增加肌肉组织／降低总胆固醇浓度／预防动脉粥样硬化及心血管疾病／减肥

降脂原理

共轭亚麻油酸能减少血液中胆固醇及中性脂肪含量,从而改善血液循环的各种不良症状。此外,共轭亚麻油酸还具有抗氧化功能,能够防止血液中氧化型低密度脂蛋白代谢生成物的沉积。

食物来源

葵花籽、牛肉、乳制品、羊肉等。

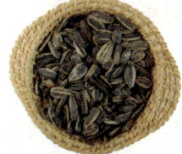

葵花籽

国医小课堂

◎共轭亚麻油酸可用来减肥,因为它能够有效地将体内脂肪转化为热量,所以在运动前摄取最佳。而从食物中摄取的共轭亚麻油酸属于微量,最好利用保健食品进行补充,这样比较有效。
◎共轭亚麻油酸是一种天然萃取物,其结构与亚麻油酸类似,但在保健功效上却与亚麻油酸完全不同。亚麻油酸是人体的必需脂肪酸之一,共轭亚麻油酸则是亚麻油酸的同分异构物。

ω-3 脂肪酸

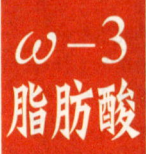

ω-3是多元不饱和脂肪酸的一种,对人体健康有益。鱼脂肪和亚麻籽油是其主要来源。现实中,许多人对这种重要脂肪酸的摄取量不足,从而抑制血小板起源成长因子制造,导致动脉内斑块形成,因此,经常摄入这种元素对心血管等多种疾病都有预防和治疗作用。

【缺乏症状】

高胆固醇／高血压／关节及肌肉疼痛／健忘／精神难以集中／情绪波动大／皮肤、头发及指甲干燥／伤口不易愈合／发育不良／视力下降／反应迟缓／神经性皮炎

【保健功效】

预防冠状动脉疾病／增加骨密度／促进肌肉组织蛋白质代谢／降低血脂水平／降低患精神分裂症的概率／促进早产儿视觉系统发育／降低心血管疾病发生概率／消炎／抗癌

【降脂原理】

多项研究表明,ω-3脂肪酸能促进中性或酸性胆固醇通过粪便排出,抑制肝内脂质及脂蛋白合成,降低血浆中胆固醇、甘油三酯的含量。因此,胆固醇较高的人以ω-3脂肪酸代替饱和脂肪之后,胆固醇及低密度脂蛋白胆固醇的含量就会逐渐降低。

【食物来源】

海洋生物或海鱼,如野生的大马哈鱼、平鱼、凤尾鱼、鲱鱼、鲭鱼和沙丁鱼等。

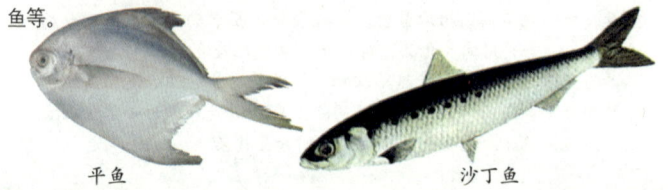

平鱼　　　　　　　　沙丁鱼

钾、钙、镁

钾是人体细胞内的电解质,负责控制肌肉、神经和体液的稳定与协调,钙的稀释溶液是血液的稀释剂和防凝剂,具有降血脂、降血压和防止血栓的作用,镁在体内帮助约30种酶发挥作用,肌肉收缩就是由于钙进入肌肉细胞中,引起肌肉紧张度提高,镁在这一过程中起到调节钙的活动的作用。

缺乏症状

腰腿疼痛/内分泌失调/甲状腺肿大/动脉粥样硬化/心律不齐/虚弱疲倦/低血糖/血压升高/情绪焦虑暴躁/失眠或睡眠质量不佳

保健功效

制造DNA/降低胆固醇/调节细胞渗透压/维持人体酸碱平衡/维持肌肉正常功能/帮助睡眠/促进血液凝集/协助体内铁代谢/维持心律规则/强化骨骼与牙齿

降脂原理

钾中丰富的纤维可以有效清除胆固醇,同时蔬果中含有足够的钾,可以调整现代人口味偏重、盐分(钠)摄取过多的健康困扰,从而维持钾、钠在体内的平衡。钙的稀释溶液是血液的稀释剂和防凝剂,具有降血脂和防止血栓的作用。而镁对钙发挥作用具有促进和调节作用。

食物来源

钾:香蕉、草莓、柑橘、葡萄、柚子、西瓜等水果,菠菜、山药、毛豆、苋菜、大葱等蔬菜。

钙:牛奶、土豆、鱼、海米、芝麻、奶酪、香蕉等。

镁:全谷类、香菇、豆类、杏仁、花生、核桃仁、绿色蔬菜等。

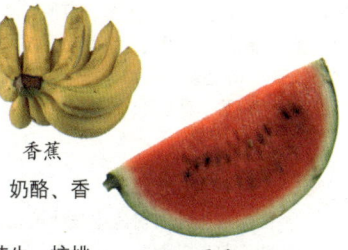

香蕉

西瓜

锌、铜

锌和铜都是人体所需的重要营养素。锌对人体的免疫功能起着调节作用,而铜对于血液以及中枢神经等有重要影响。如血糖浓度失调与铜的缺乏有很密切的关系,如果体内缺乏铜,那么从葡萄糖转变来的山梨醇就会累积在组织中,从而加速神经病变及其他并发症发生。

【 缺乏症状 】

贫血/痢疾/体温低/乏力/神经系统失调/皮肤和毛发色素减少/免疫力降低

【 保健功效 】

稳定血脂/促进新皮肤生长/增强免疫力/促进新陈代谢/保护心脏/造血/防癌抗癌/抗衰老/预防流感/防治白发

【 降脂原理 】

锌可以增强胰岛素对血糖的作用,阻断甘油三酯的来源;也可以消除沉积的胆固醇,维持血管的柔软性和弹性。铜是负责胆固醇和糖分代谢酶的重要组成成分,可降低血液中甘油三酯及胆固醇的浓度,从而促进胶原蛋白生成,保持血管弹性,避免胆固醇黏附在破损的血管壁上。

【 食物来源 】

锌:牡蛎、五谷类、种子类、肝脏、牛肉、蟹、乳制品、干果类、豆类等。
铜:绿茶、乌龙茶、红茶、速溶咖啡、虾、牡蛎、海蜇、墨鱼等。

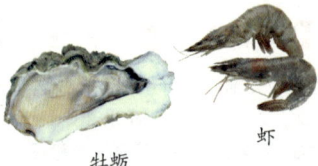

牡蛎　　虾

国医小课堂

在使用含锌制剂治疗锌缺乏病症时,务必要控制剂量,不可自行加大用量,以免发生锌中毒。

锰

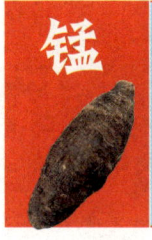

大量的锰对人体有害，而微量的锰对人体来说却是必不可少的。虽然构成骨骼的主要成分是钙和磷，但其他矿物质也与骨骼的形成密切相关，锰就是其中之一，它能帮助骨骼钙化。同时，锰还是帮助糖类、脂类、蛋白质代谢的酶的构成成分，人体缺乏锰时，胰岛素的活性也会降低。

【 缺乏症状 】

运动失调／脑功能退化／生长及生殖障碍／骨骼异常／容易发生痉挛

【 保健功效 】

促进脂质代谢／对抗自由基／促进胰岛素的作用／促进血液凝固机制／维持骨骼及结缔组织发展／促进中枢神经运作／促进青少年生长发育／稳定血糖

【 降脂原理 】

锰关系到糖分和脂肪代谢酶的活化，可维持糖分和脂质正常代谢，有利于甘油三酯和胆固醇在体内的转化、输送及排出。此外，锰还与某种抗氧化酶的合成有关，可抑制自由基产生，防止脂质过氧化物在体内沉积。

【 食物来源 】

芋头、全麦粉、苋菜、柿饼、坚果、扇贝以及糙米等。

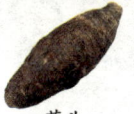

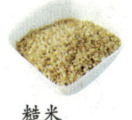

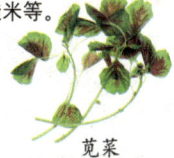

芋头　　　　糙米　　　　苋菜

国医小课堂

大量摄取钙或磷质，会妨碍锰的吸收，因此，在缺锰状态下，不可大量饮用牛奶等。

铬

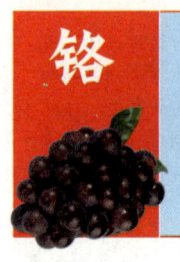

铬是人体必需的微量元素，它与脂类和糖类代谢有密切联系，如果食物不能提供足够的铬，人体就会出现铬缺乏症，影响糖类及脂类代谢。一般来说，人的年龄越大，身体对铬的吸收和保存能力越差，所以中老年高脂血症患者更要经常食用富含铬元素的食物。

缺乏症状

血糖升高／生长迟缓／神经炎

保健功效

促进糖类代谢／促进胰岛素作用／促进脂肪代谢／维持核酸稳定／调节基因表现

降脂原理

铬能够抑制胆固醇合成，降低血清中总胆固醇和甘油三酯含量，使高密度脂蛋白含量增加。此外，铬还能活化胰岛素功能，帮助血液中葡萄糖被肌肉细胞有效吸收。因此，人体一旦缺乏铬，就会使胰岛素无法活性化，迫使糖类代谢紊乱，导致胆固醇含量升高。

食物来源

蜜糖、牛肉、葡萄、玉米、菠菜、胡萝卜、香蕉、蛤蜊、酵母菌以及全谷类食物等。

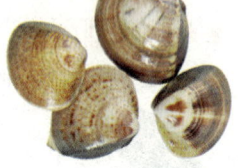

蛤蜊

国医小课堂

◎铬属于金属微量元素，摄取量不宜过高，否则会发生中毒现象，每日摄取50～200微克为宜。
◎铬若能与糖类代谢时所需的维生素B_1一起摄取，效果会更佳。

硒

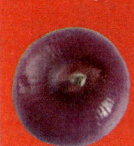

大量调查研究发现，缺硒是克山病发病的主要原因之一。缺硒也可能引起大骨节病，主要症状表现为关节骨头变粗、变形，活动疼痛，肌肉萎缩，严重的可导致四肢短小，矮小畸形，劳动能力丧失，终身残疾。可以说，硒缺乏的致残率、死亡率都很高，因此应及时补充。

【缺乏症状】

男性性功能障碍／精神萎靡不振／抵抗力下降／心律不齐／心脏功能失调

【保健功效】

抗氧化／降低胆固醇／防癌抗癌／扩张血管／降低血压／延缓衰老／预防动脉粥样硬化／促进葡萄糖运转／降低血糖／增强抵抗力／缓解关节炎症状

【降脂原理】

硒可以清除及破坏受损血管壁上已沉积的胆固醇，从而为人体营造良好的血脂环境。此外，硒的抗氧化能力比维生素E还要强，能够有效抑制血液中脂质氧化、形成沉积，从而使血脂代谢通畅。

【食物来源】

竹荚鱼、沙丁鱼等鱼类，动物内脏、肉类、洋葱、大蒜、柿子、南瓜等。

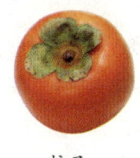

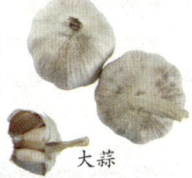

柿子　　大蒜

国医小课堂

每天硒的摄取上限是400微克，摄取过量会出现肌肤干燥、脱发、胃肠障碍及呕吐等症状。

钒

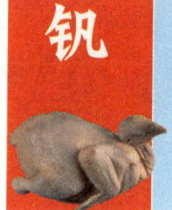

大量实验发现,钒和脂质及某种神经传导物质的代谢有关,能促进骨骼与牙齿生长,维持甲状腺机能正常水平,并会影响人体生长、生育以及胆固醇合成。一旦发生钒缺乏,就会出现诸如婴儿死亡率升高、儿童及青少年发育迟缓、成年人生育力下降、心血管疾病及肾功能障碍频发等问题。

【缺乏症状】

发育迟缓／生殖功能低下／胆固醇升高／心血管疾病患病率增高

【保健功效】

缓解疲劳／防止中暑／促进骨骼生长／促进脂肪代谢／预防心脏病／促使神经和肌肉正常运作／增强造血功能／降血糖

【降脂原理】

钒可以有效阻断胆固醇的来源,降低肝脏内磷脂和胆固醇的含量,同时减少肝脏合成胆固醇的含量,从而强化肝脏功能,有效降低脂肪肝的发生概率。另外,体内钒元素充足,可有效促进脂质代谢,达到抑制胆固醇合成,防止血管中胆固醇沉积的目的。

【食物来源】

肉类,如鸡肉、鸭肉、鱼肉等;贝壳类;谷类制品;蔬菜类,如黄瓜、芹菜等。

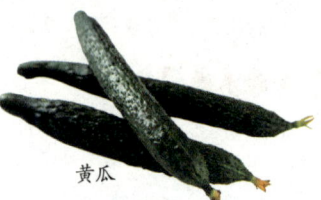

黄瓜

国医小课堂

钒在体内不易积蓄,因此不用担心长期食用含钒食物会引发钒中毒,只有每天摄入10毫克以上或每克食物中钒含量达到10微克,才可能中毒。

第五章

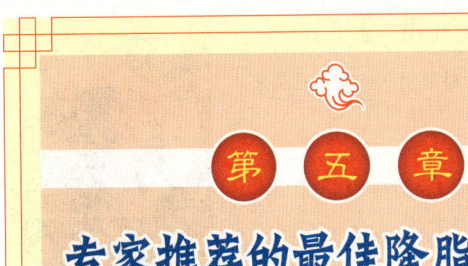

专家推荐的最佳降脂家常菜

避免摄入过多油脂的小窍门

通常情况下，人们认为只吃瘦肉或者不吃肉就能减少油脂摄入。实际上，有些食材中的油脂是不容易被发现的，是隐性的，所以在食用过程中必须注意。只有合理安排、仔细辨认，才能有效地避免过多摄入油脂。

◎能直接辨识的高油脂食物绝对不吃。

◎高脂血症患者应尽量少喝汤汁，如果一定要喝，尽量先将汤汁表层的油脂去掉再喝。

◎尽量不吃或者少吃油炸食品，如油条等。

◎不要吃太油腻的炒菜。通常饭店在炒菜时所放的油量很大，因此在吃的时候，一定要先将蔬菜过水后再食用。

◎烹调时，尽量不要把菜有等食材切、剁得过小，因为切得越细小的食物在炒制时越容易吸油。

◎吃饭时不要浇卤汁，因为卤汁在制作过程中会吸附很多油脂。

◎在进行烹调时，应遵循这样的原则：能蒸、煮、炖、涮及凉拌时，就一定不要煎、炸、炒。

泰式木瓜拌凤爪

【材料】木瓜100克,熟鸡爪300克,香菜末、红椒末、花生末各适量,蒜末少许。

【调料】酱油、醋、盐各适量。

【做法】1. 木瓜去皮、去子,切丝;鸡爪去爪尖、去骨头,切块。

2. 将香菜末、红椒末、花生末、蒜末以及所有调料混合均匀,再放入木瓜、鸡爪中拌匀即可。

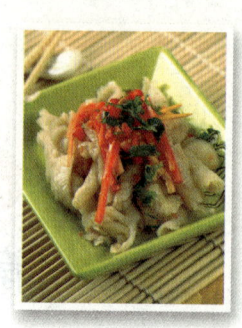

国医小课堂

◎若在调料中加入鲜柠檬汁味道会更好。

◎木瓜可有效补充人体所需养分,增强机体的抗病能力。

◎木瓜营养丰富,慢性萎缩性胃炎、风湿筋骨痛、跌打损伤、消化不良、肥胖患者皆可食用。孕妇、过敏体质人群不宜食用。

山楂粥

【材料】山楂、小米各50克。

【调料】无。

【做法】1. 将小米淘洗干净;鲜山楂去蒂洗净,用沸水汆烫。

2. 将山楂放入小米锅中,与小米一起煮粥,待小米软烂即可食用。

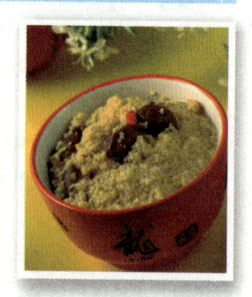

国医小课堂

◎若没有新鲜山楂,可以用山楂罐头代替,食疗效果也相当不错。

◎山楂对肉食过多、积滞不化者有很好的保健作用。另外,此粥还有扩张冠状动脉、降低血压、降低胆固醇及减肥的作用。

◎小米是老年人、病人、产妇应多食用的滋补品,不过,气滞者忌用,素体虚寒、小便清长者应少食。

柠檬黄瓜

【材料】黄瓜1根，柠檬2个，西红柿半个，蒜末、姜末各适量。

【调料】盐、生抽各适量。

【做法】1.柠檬洗净，切片，并取2～3片将汁液挤在小碗中。柠檬皮切成碎末备用，将剩下的柠檬片铺在盘中；西红柿洗净，切成薄片放入盘中。

2.黄瓜洗净，切长段，用适量盐腌渍约5分钟后，用清水冲洗，控干水分后放入盘中。

3.将柠檬皮碎末与蒜末、姜末、盐、生抽、柠檬汁一起放入碗中，搅拌均匀后浇在黄瓜上面即可食用。

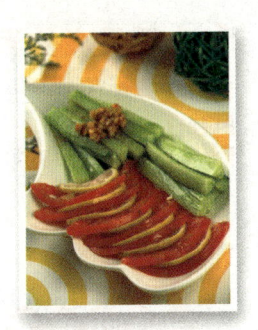

国医小课堂

◎吃柠檬不仅可以防治心血管疾病，而且能缓解钙离子促使血液凝固的作用，还能预防和治疗高血压和心肌梗死等疾病。

◎此菜还可以加入适量青芥末，也可以将黄瓜换成油麦菜，但基本做法不变。

奶香燕麦粥

【材料】牛奶250毫升，鸡蛋1个，燕麦60克。

【调料】白糖少许。

【做法】1.锅内放适量清水，煮沸后打入鸡蛋，待鸡蛋煮成形时，放入燕麦，煮至软烂。

2.在做法1中加入牛奶煮开，放入白糖即可。

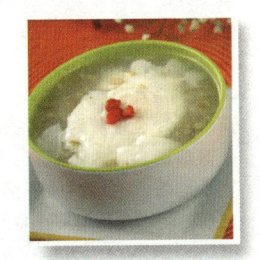

国医小课堂

◎燕麦中富含纤维质，有助于身体发育和骨骼生长，对易便秘者有促进肠胃蠕动和清洁的作用。

◎燕麦是低糖、高脂肪、高能量食物，多吃会造成胃痉挛或胀气。

牛蒡豆皮丝汤

【材料】牛蒡15克,豆皮60克。
【调料】盐适量。
【做法】1. 将新鲜牛蒡洗净,去皮后切片;豆皮加水泡软,切丝备用。
2. 锅中加水烧沸后,加入牛蒡与豆皮丝炖煮,熟后加盐调味即可。

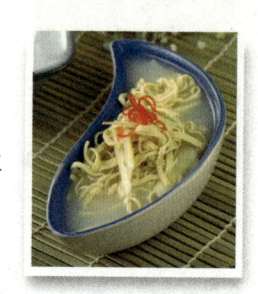

国医小课堂

牛蒡是强身健体、防病治病的保健菜,可以与人参相媲美,所以又被称为"东洋参"。

黄豆烧茄子

【材料】茄子500克,熟黄豆50克,葱白、蒜片各适量。
【调料】甜面酱、酱油、盐、水淀粉各适量,白糖少许。
【做法】1. 将茄子去皮,洗净,切成小滚刀块;葱白去皮,切成长丝。
2. 油锅烧热,先下入蒜片炝锅,出香味后放入茄块,炒至金黄时将其拨在锅的一边,放入甜面酱炒制,加入熟黄豆、酱油、盐、白糖,开锅后加盖,改用小火烧至茄块软烂。豆香味溢出后,用水淀粉勾芡,撒入葱丝即成。

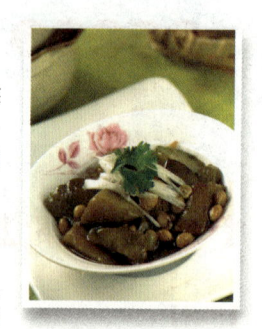

国医小课堂

◎炒茄子时不要用大火高温油炸,低温烹调可减少茄子的吸油量,有效地保存茄子的营养成分。
◎茄肉表面容易氧化,将其放入淡盐水中,再用清水冲即可避免。

【 鲜蘑焖冬瓜 】

【材料】鲜蘑 150 克，冬瓜 350 克，虾米 10 克，姜、葱各适量。

【调料】盐、味精、香油、胡椒粉、料酒、鸡汤、水淀粉各适量。

【做法】1. 冬瓜去皮切块；鲜蘑洗净切片；虾米浸透；姜去皮切片；葱切段。

2. 将鲜蘑、冬瓜、葱段氽烫后，捞起备用。

3. 油锅烧至六成热时，放入姜片、虾米爆香，调入料酒，倒入鸡汤，放入冬瓜、鲜蘑，再调入盐、味精，焖至入味后用水淀粉勾芡，最后淋入香油，放入胡椒粉，拌匀盛出即成。

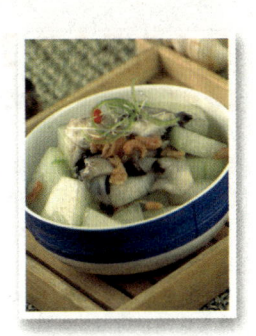

国医小课堂

鲜蘑性凉味甘，所含成分具有降血糖、降血压和抗血管硬化的作用，且糖、脂肪含量低。

【 海带三丝 】

【材料】水发海带 300 克，胡萝卜 100 克，蒜末、葱丝各适量，香菜少许。

【调料】醋、盐各适量，香油少许。

【做法】1. 水发海带、胡萝卜洗净沥干，切成 10 厘米左右的长丝；香菜洗净切段。

2. 将上述材料放入盘中，加入香菜段、蒜末及所有调料，拌匀即可。

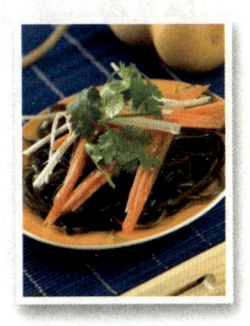

国医小课堂

取海带 15 克，糯米 100 克，同 50 克猪瘦肉一起煮粥，用适量盐调味后食用，可防治高血压、动脉粥样硬化。

【香菇荞麦面】

【材料】荞麦面条150克，水发香菇50克，姜、葱各适量。

【调料】盐、酱油、香油各适量。

【做法】1.把葱、姜洗净，葱切碎末，姜切丝，装入碗中，再放入适量盐、味精、酱油、色拉油、香油调匀。

2.将水发香菇去蒂洗净，切成片，放入沸水中氽烫几分钟，捞出放入碗中。

3.锅中加水烧沸，下入荞麦面条煮熟，捞入碗中，倒入调好的料汁即可。

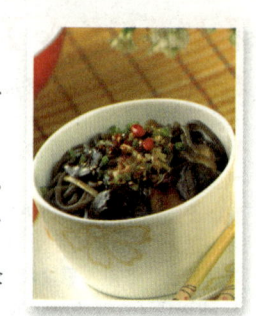

国医小课堂

香菇含有大量谷氨酸、多种维生素以及蛋白质等，被称为"维生素宝库"。

【绿豆南瓜羹】

【材料】南瓜500克，绿豆100克。

【调料】盐、味精各少许。

【做法】1.将南瓜洗净，去皮及瓤，切成2厘米见方的小丁备用；绿豆洗净，放入砂锅中，先加入适量清水烧开，再转小火炖煮1小时备用。

2.另起锅加油烧热，先下入南瓜丁略炒，再将其倒入煮绿豆的砂锅中，然后加入盐继续煮30分钟，出锅时加入味精调味即可。

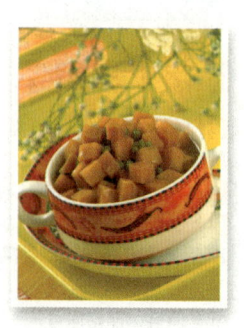

国医小课堂

南瓜能润肺益气，化痰排脓，降低血脂，驱虫解毒，治咳嗽、哮喘、肺痈、便秘等病症。

【 海鲜酿苦瓜 】

【材料】苦瓜400克,虾肉50克,蟹肉(或鱼肉)25克,西红柿、鸡蛋各1个。

【调料】淀粉、料酒各1大匙,葱、姜、盐各少许。

【做法】1.将苦瓜洗净,切成段,去瓤,用沸水余烫1分钟取出,晾凉备用;鸡蛋取蛋清。

2.虾肉、蟹肉剁成泥,加入盐、料酒、葱、姜汁、蛋清搅拌成馅,放入掏空的苦瓜中,上笼蒸15分钟取出,放到用西红柿片围好边的盘中。

3.将滤出的汁倒入锅中,加熟油,勾薄芡,淋在苦瓜上即成。

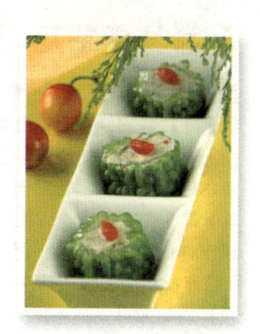

国医小课堂

此菜营养价值很高,各种食材营养丰富,具有消暑止渴、调节血脂、润燥滋阴、益气补血的功效。

【 八味杂粮粥 】

【材料】糙米80克,燕麦、荞麦、红糯米、高粱米、红薏米、稞麦各20克,红枣8个。

【调料】白糖适量。

【做法】1.将各种杂粮备好,洗净后,用8~10倍的水浸泡一夜。

2.将泡好的杂粮先煮15分钟后,加入红枣,再移入电饭锅续煮半小时,开关跳起后再焖1小时,至粥呈黏稠状,加入白糖调味即可。

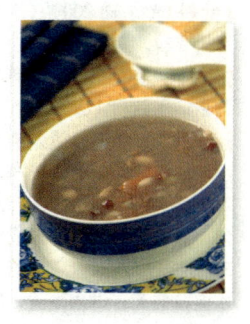

国医小课堂

燕麦中含有极其丰富的亚油酸,对脂肪肝、糖尿病、浮肿、便秘等患者具有辅助疗效;对老年人增强体力,延年益寿也很有好处。

凉拌魔芋丝

【材料】 魔芋150克,小黄瓜1根,金针菇50克。
【调料】 酱油、香油、白醋各1大匙。
【做法】 1.魔芋切细丝,金针菇洗净,分别放入沸水中汆烫,捞起、沥干备用。
2.小黄瓜洗净,切丝,放在碗中,加白醋拌一下捞出,用凉开水冲净、沥干备用。
3.所有材料全部放入碗中,加酱油、白醋和香油搅拌均匀即可。

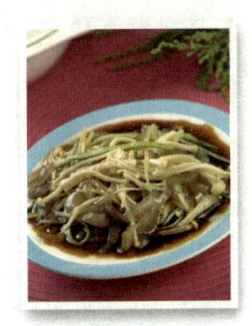

国医小课堂

食材洗净或汆烫后,必须完全沥干水分,否则拌入调味酱料时味道会被稀释,使酱料香味损失。

鱼肉羹

【材料】 鳕鱼肉200克,水发海参1条,鸡蛋3个,干贝3粒。
【调料】 盐、胡椒粉、料酒、香油、葱、姜末各适量,水淀粉1大匙。
【做法】 1.将海参放入沸水中汆烫一下,并切成小块;鳕鱼肉去骨、洗净,切块备用。
2.将干贝泡软,加入少许葱末、姜末和料酒拌匀,放入蒸锅蒸熟,撕成细丝。
3.水烧开放入海参丁、鳕鱼丁、干贝丝、葱末、姜末煮约20分钟,然后用水淀粉勾芡,淋入蛋清,撒入葱末、胡椒粉、盐,淋入香油调匀,即可。

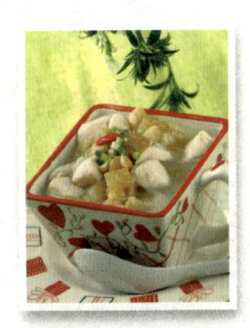

国医小课堂

干贝烹调前应用温水浸泡涨发,或用少量清水加料酒、姜、葱隔水蒸软,然后烹制入肴。

【 南瓜粥 】

【材料】南瓜 400 克,粳米 50 克,葱少许。
【调料】胡椒粉少许,盐、香油各适量。
【做法】1. 粳米淘洗干净;葱切碎;南瓜洗净去皮,切碎。
2. 砂锅内注入清水烧开,放入南瓜和粳米煮 1 小时,调入盐、香油、胡椒,撒入葱花出锅即成。

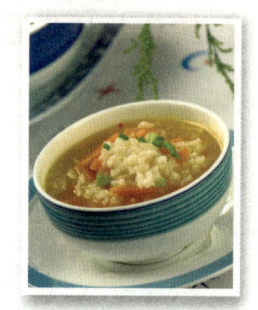

国医小课堂

南瓜的维生素A含量甚至胜过绿色蔬菜的。此外,南瓜含有大量果胶,与含淀粉的食物一起摄入时,可调节胃内食物的吸收率,从而调节血脂。

【 玉米粉粥 】

【材料】玉米粉 50 克,粳米 60 克,葱、姜各适量。
【调料】盐少许。
【做法】1. 将粳米用清水淘洗干净,除去杂质后放入铝锅内;玉米粉放入大碗中,加冷水调稀,倒入粳米锅内,再加适量水;葱洗净,切碎;姜去皮,切末,备用。
2. 将盛有粳米和玉米粉的铝锅置大火上熬煮,边煮边搅动,防止煳锅,快熟时加入姜末、葱花、盐调味即成。

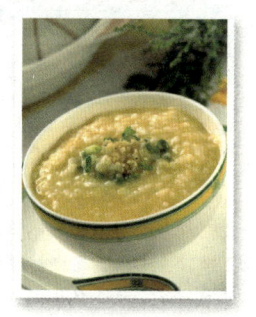

国医小课堂

玉米粉中含有大量纤维素,可加速肠胃蠕动,是预防大肠癌的有效成分。长期食用能起到健脑、降血压、降血脂的作用。

鳕鱼薯块洋葱汤

【材料】鳕鱼肉、红薯各200克,洋葱1个,香菜、鸡蛋清各少许。

【调料】盐适量,胡椒粉、水淀粉各少许,高汤8杯。

【做法】1. 将鳕鱼肉切片,装入碗内,加鸡蛋清、水淀粉抓匀上浆;洋葱去皮切块;香菜洗净切碎备用;红薯洗净去皮切块。

2. 锅内放入清水烧沸,放入鳕鱼片汆烫1分钟,捞出沥干。

3. 油锅烧热,加入洋葱煸炒,倒入高汤,下入处理好的所有材料以及调料,小火煮至熟软时,撒上香菜末即可。

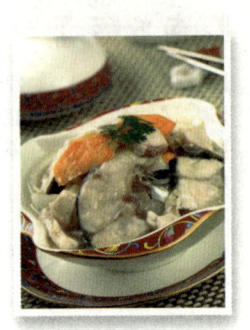

国医小课堂

鳕鱼肉多刺少,是老少皆宜的佳品。但在制作时要讲究方法,否则会影响口感。

京糕苹果

【材料】山楂糕100克,苹果300克。

【调料】白糖2小匙,白醋1小匙。

【做法】1. 苹果洗净,削去外皮,除去内核,切成长条,浸泡在水中备用;山楂糕也切条备用。

2. 将山楂糕条、苹果条加入调料拌匀入味,装盘即成。

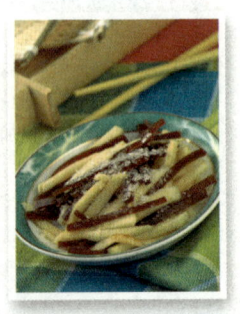

国医小课堂

山楂含有的营养成分能软化血管、降血脂,增强和调节心肌功能。苹果有生津止渴、润肺除烦、养心益气、润肠健胃的功效。

第六章 从头到脚的按摩自疗

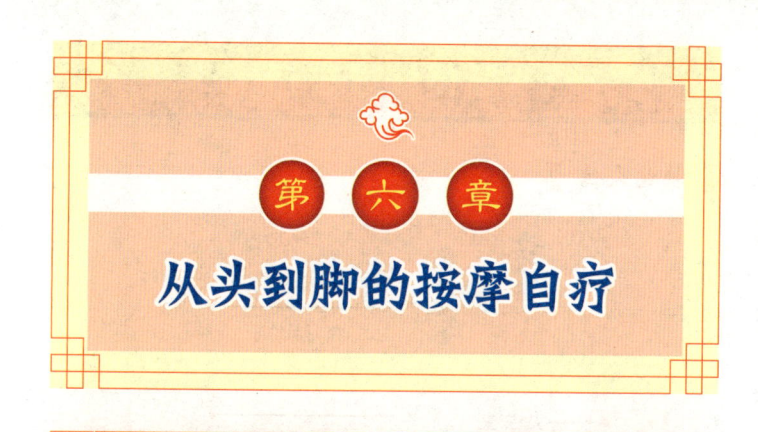

按摩保健有讲究

按摩虽然对治疗高脂血症有积极的作用，但是在操作过程中要注意一些细节才会更有成效。

◎按摩者要修剪指甲，长度最好与指腹顶端平齐。

◎按摩者要清洁双手，将有碍操作的物品，如手表、戒指等摘掉。

◎按摩时，要保证室内空气流通，温度适中，冬季室内应保持在25℃左右。

◎按摩者要态度和蔼，严肃认真，耐心地向患者询问病情，以争取患者的合作，并要嘱咐患者放松精神、肌肉。

◎按摩者要确定穴位和手法，做到心中有数，考虑全面。

◎患者与按摩者的位置要恰当，特别是患者坐卧等姿势，既要舒适，又要便于按摩者操作。

◎患者处于大怒、大喜、大恐、大悲等情绪下，不要立即按摩，需要调整情绪，调匀呼吸，宽衣松带，调息10分钟。

◎过饥、过饱以及醉酒后，不要急于按摩。

◎按摩者手法要轻重合适，并随时观察患者的反应。开始按摩时，手法一定要轻，然后逐渐加大力度，以患者所能承受的力度为宜。

身体按摩自疗

【 特效穴位 】

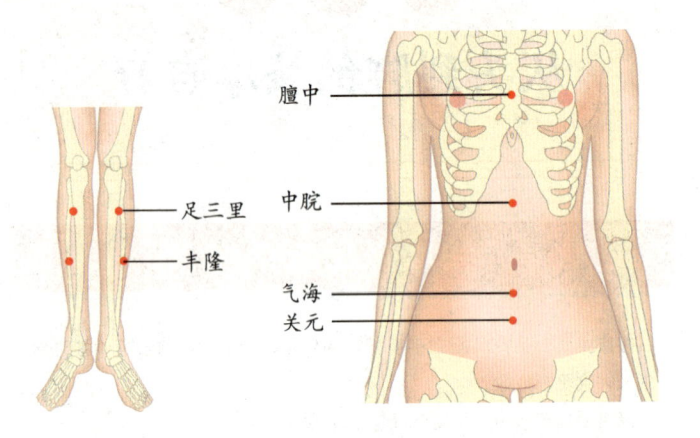

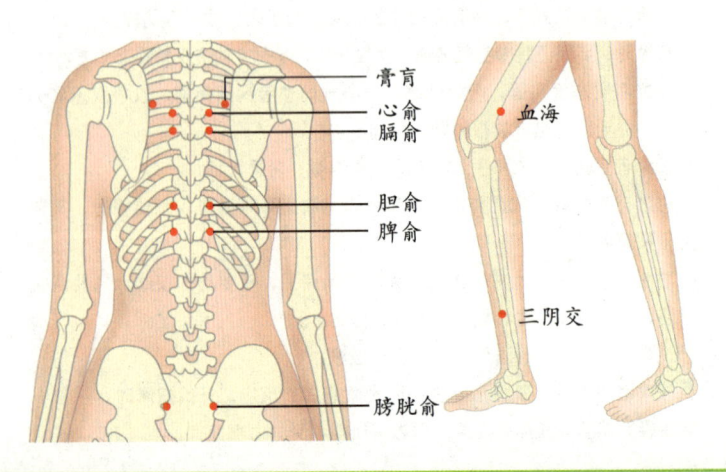

- 膻中
- 中脘
- 气海
- 关元
- 足三里
- 丰隆
- 膏肓
- 心俞
- 膈俞
- 胆俞
- 脾俞
- 血海
- 三阴交
- 膀胱俞

【按摩手法】

1. 用拇指指腹按压中脘，力度稍轻（图①）。
2. 用拇指指腹按揉气海，做环状运动。注意力度要适中，可反复操作（图②）。
3. 用双手手指指腹用力按压足三里，或者手掌打开，握住腿部，用拇指按压此穴，力度可稍稍大一些。每日2次，每次5分钟（图③）。
4. 用拇指指腹用力按压三阴交，每日2次，每次5分钟左右（图④）。
5. 以左手中指揉按右侧膏肓约1分钟，再换右手揉按左侧膏肓约1分钟，双手交替进行按摩。
6. 拇指揉按血海约3分钟。
7. 用拇指或中指按揉丰隆穴，约3分钟。
8. 以左手拇指揉按右侧心俞约1分钟，再换右手揉按左侧心俞约1分钟。
9. 以左手拇指揉按右侧胆俞约1分半钟，再换右手揉按左侧胆俞约1分半钟。
10. 以双手拇指在脾俞上转圈按揉，50～100次（图⑤）。
11. 手掌贴在脾俞，在膀胱俞之间来回摩擦5～7次。
12. 以中指或按摩器具沿顺时针揉按膻中2～5分钟（图⑥）。
13. 以拇指点按膈俞2分钟（图⑦）。

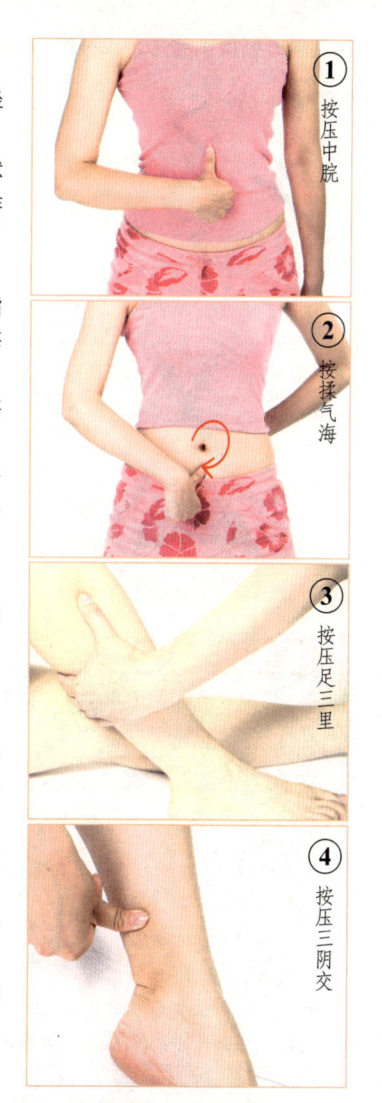

① 按压中脘
② 按揉气海
③ 按压足三里
④ 按压三阴交

14.沿顺时针揉按关元1~2分钟（图⑧）。

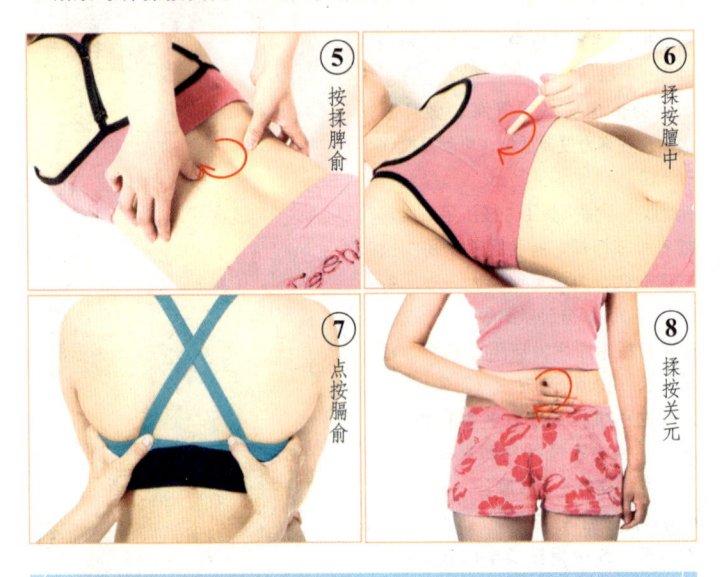

⑤ 按揉脾俞
⑥ 揉按膻中
⑦ 点按膈俞
⑧ 揉按关元

国医小课堂

不是所有人都适合按摩，如下列这些人就不适合进行按摩治疗及保健：

◎过度劳累者。
◎孕妇。
◎酒醉者。
◎肌肉肿胀、有皮肤病或者静脉瘤者。
◎严重受伤、骨折、背痛者。

按摩的注意事项：
◎饭后1小时内不可按摩。
◎按摩后，请多喝温开水，以加速体内废物排除。若有冠心病或肾功能不佳者，补充约150毫升水即可。

手部按摩自疗

【特效穴位】

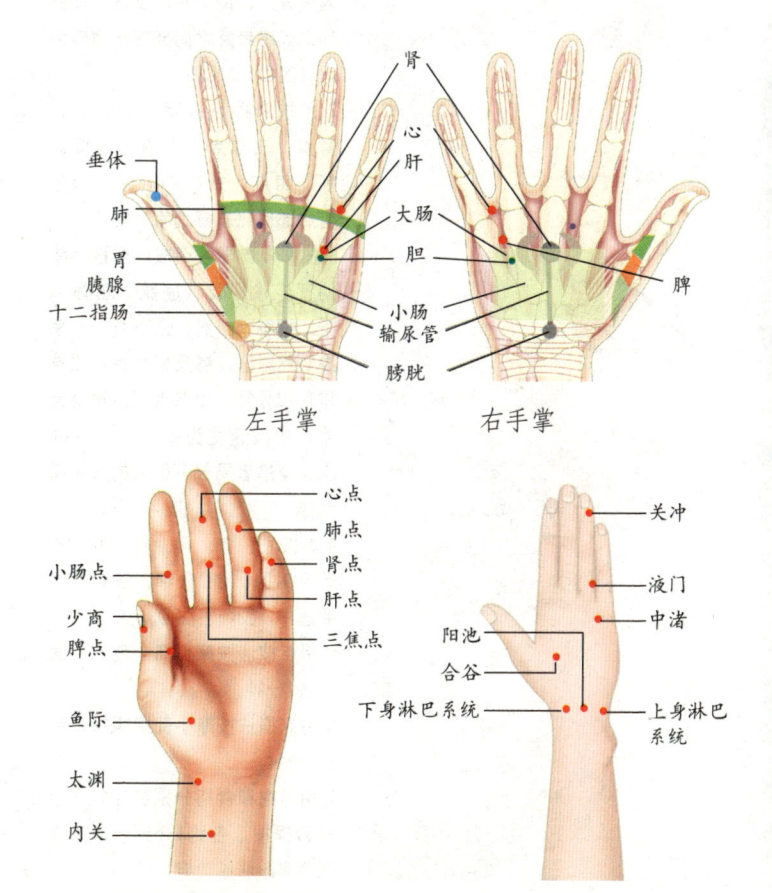

左手掌   右手掌

标注（手背图）：垂体、肺、胃、胰腺、十二指肠、肾、心、肝、大肠、胆、小肠、输尿管、膀胱、脾

标注（手掌图）：心点、肺点、肾点、肝点、三焦点、小肠点、少商、脾点、鱼际、太渊、内关

标注（手背图）：关冲、液门、中渚、阳池、合谷、下身淋巴系统、上身淋巴系统

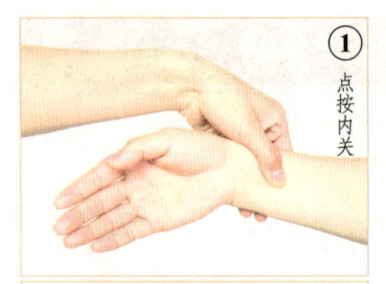

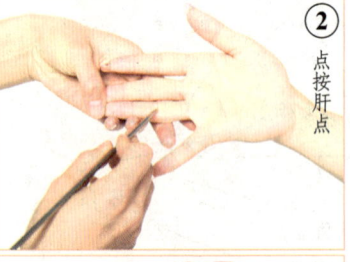

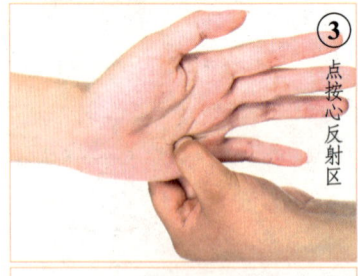

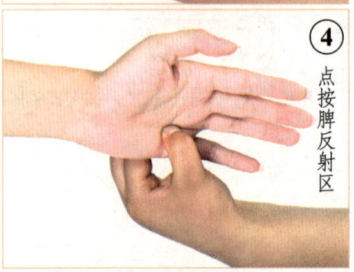

按摩手法

1. 按摩者洗净双手，用拇指端点按或用牙签后端点按手部的合谷、中渚、液门、关冲、阳池、内关等穴，每个穴位点按2～3分钟，以患者感觉局部有胀痛感为宜（图①）。

2. 用按摩棒点按脾点、心点、肾点、三焦点、肝点、小肠点等，每点点按2～3分钟，以患者局部有热胀感为宜（图②）。

3. 按摩者选择性点按或推按患者的肾、输尿管、膀胱、垂体、十二指肠、小肠、上下身淋巴系统等反射区，各反射区点按或推按1～2分钟，以患者可以耐受为度，推按速度为每分钟30～60次，至患者局部有明显的酸胀感为佳。

4. 点按心、肺、脾、胃、肝、胆等反射区，各2分钟，注意力度要适中（图③、图④）。

5. 用点按法按摩少商、鱼际、太渊各1分钟。

6. 用点掐法按摩手部胰腺等反射区1分钟。

7. 用拇指和食指分别在合谷穴上松紧捏按，各约3分钟，以患者局部有酸胀感为宜。

① 点按内关
② 点按肝点
③ 点按心反射区
④ 点按脾反射区

足部按摩自疗

【特效穴位】

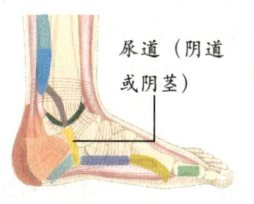

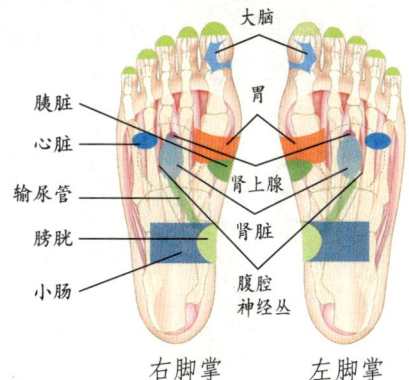

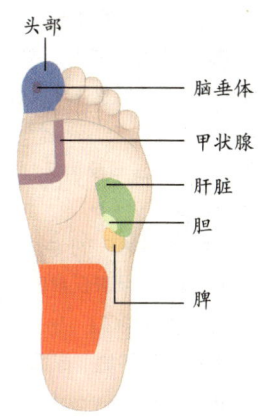

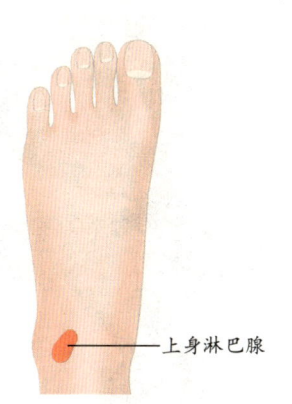

尿道（阴道或阴茎）

大脑、胃、胰脏、心脏、肾上腺、输尿管、膀胱、肾脏、小肠、腹腔神经丛

右脚掌　左脚掌

头部、脑垂体、甲状腺、肝脏、胆、脾

上身淋巴腺

【按摩手法】

1. 单食指扣拳法推压尿道反射区，每次推压20～30次，逐渐用力，以患者局部有酸痛感为宜。

① 推揉肾脏反射区

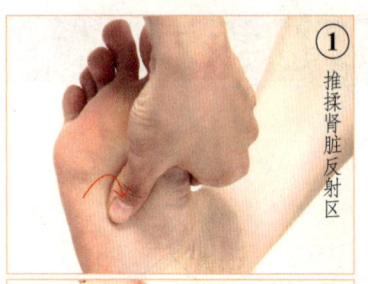

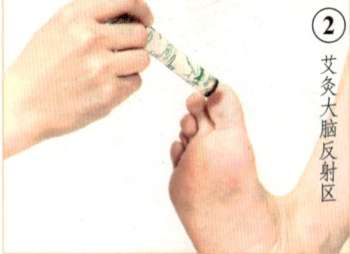

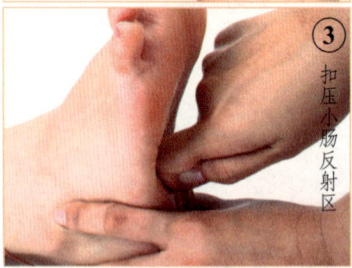

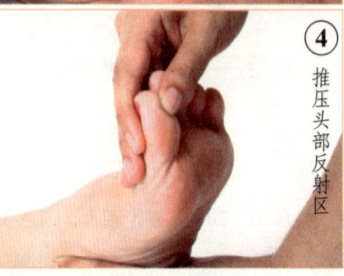

② 艾灸大脑反射区

③ 扣压小肠反射区

④ 推压头部反射区

2.拇指指腹推揉肾脏反射区，每次推揉30次，按摩力度以患者可以承受为度，并以其局部有胀热痛感为宜（图①）。

3.扣指法按揉大脑反射区，按揉约50次，逐渐用力，以患者局部有胀痛感最佳，也可用艾条灸大脑反射区（图②）。

4.推按膀胱反射区，每次推按2分钟。

5.单食指扣拳法或用拇指扣压或推压足部的小肠、头部等反射区各50次（图③、图④）。

6.单食指扣拳法按揉位于足部的上身淋巴反射区各50次。

7.握足扣指法按揉脑垂体反射区30次（图⑤）。

8.单指扣拳按压胃反射区2分钟（图⑥）。

9.按压肾上腺反射区2分钟。

10.以J型推按甲状腺反射区，左右脚各5分钟（图⑦）。

11.用力揉按脚部的肝脏反射区30～60秒（图⑧）。

12.按摩者沿顺时针或逆时针方向，按揉胰脏反射区30～60秒（图⑨）。

13.用力揉按右脚的胆反射区

30～60秒。

14.推两脚输尿管反射区1分钟，力度由轻到重，逐渐加大，以患者可以耐受为宜，并至其感到局部酸胀为止。

15.沿顺时针或逆时针揉按脚部的心反射区1分钟，注意力度要适中，以患者可耐受为宜，每分钟按揉20～30次，直到患者感到局部有微痛感为止，可每日进行1次，亦可隔日进行1次。

16.用牙签束点按腹腔神经丛反射区2分钟（图⑩）

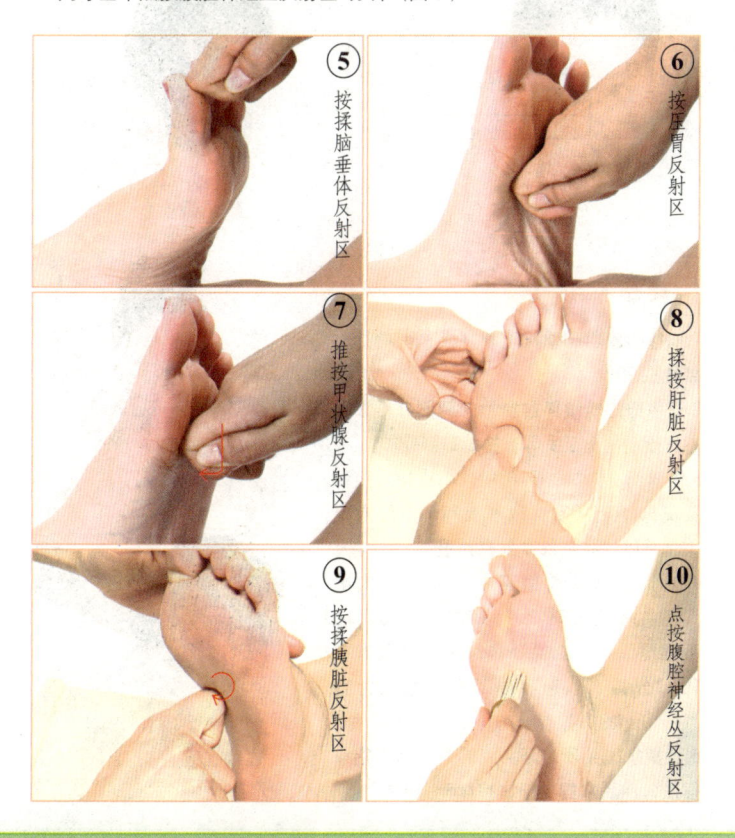

⑤ 按揉脑垂体反射区

⑥ 按压胃反射区

⑦ 推按甲状腺反射区

⑧ 揉按肝脏反射区

⑨ 按揉胰脏反射区

⑩ 点按腹腔神经丛反射区

头面部按摩自疗

特效穴位

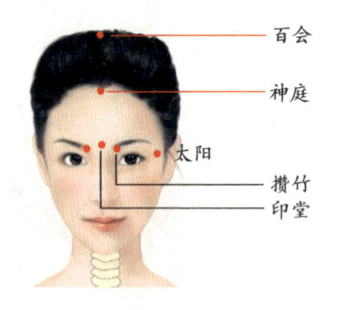

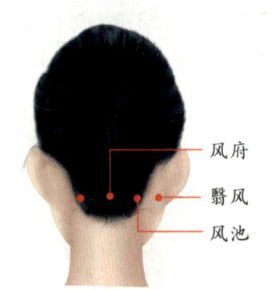

百会
神庭
太阳
攒竹
印堂

风府
翳风
风池

按摩手法

1.拇指指腹由印堂推至神庭穴,两拇指交替推按30次。

2.双手拇指螺纹面自攒竹向两侧分推太阳穴,逐渐向上至发际,持续2~4分钟。

3.以食指、中指、无名指、小指指端扫散头侧部20~30次,以耳上和耳后部穴位为主,以达到局部微痛感为度。

4.食指指腹从前额正中抹向两侧太阳穴,并按揉太阳穴5~10次,再沿耳后下推至颈部,点揉翳风、风池、风府各1~2分钟,以患者局部有酸胀感为宜(图①、图②)。

5.五指拿捏头顶,至头后部时改为三指拿捏法,然后拿捏项部,持续5~10次。

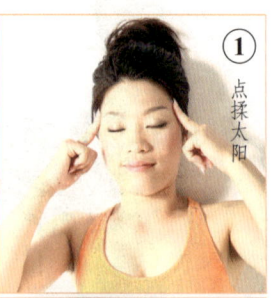

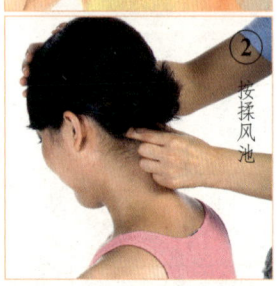

① 点揉太阳

② 按揉风池

耳部按摩自疗

【 特效穴位 】

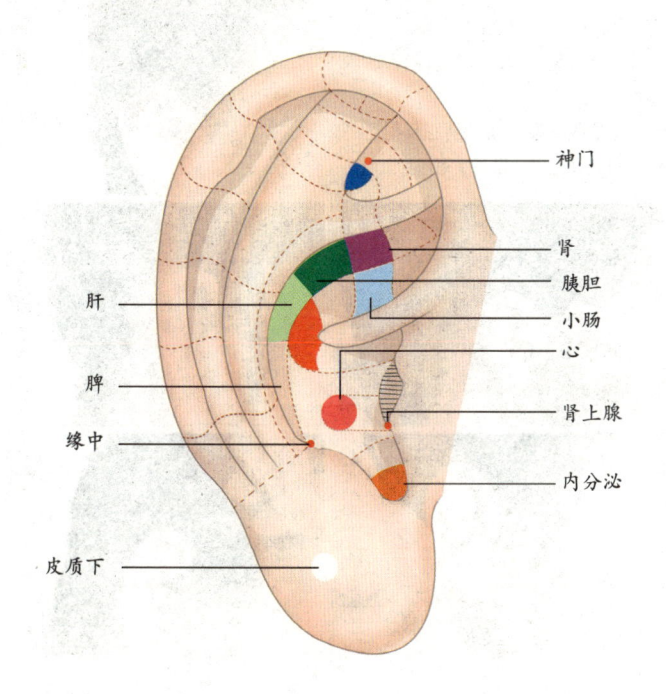

（图示标注：神门、肾、胰胆、小肠、心、肾上腺、内分泌、肝、脾、缘中、皮质下）

【 按摩手法 】

1.取肝、胰胆、肾、脾、内分泌、神门、小肠、肾上腺、缘中、皮质下等穴位及反射区。

2.每次从上述穴位及反射区中取2~4个，将王不留行籽或绿豆、六神丸1粒，置于0.5厘米见方胶布上，贴敷于穴位及反射区处，用食指、拇指捻压至患者有酸沉麻木或疼痛为佳，每日4～6次。每次贴一侧耳，两耳交替，每次贴敷两天，每周贴敷2次，10次为一疗程。疗程间隔5～7天。按揉时应轻柔，如皮肤敏感或正值夏季，可适当缩短贴压时间，以免损伤皮肤（图①）。

3.用手持牙签点按神门反射区20～30次（图②）。

4.用食指指腹点按内分泌反射区30次（图③）。

5.用按摩棒点按小肠、胰胆反射区各20～30次（图④、图⑤）。

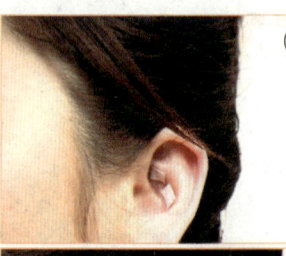

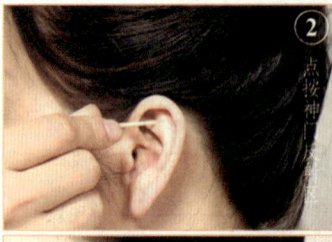

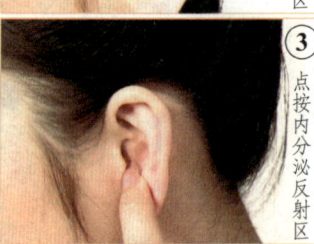

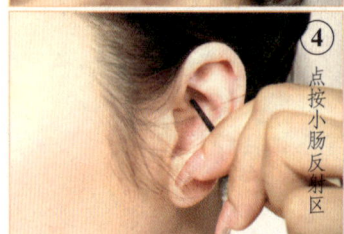

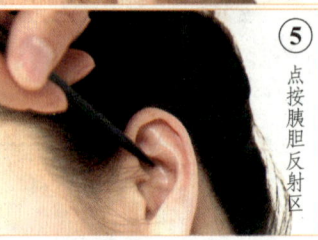

① 贴压肝、肾反射区

② 点按神门反射区

③ 点按内分泌反射区

④ 点按小肠反射区

⑤ 点按胰胆反射区

国医小课堂

耳部按摩小窍门

在对耳穴进行贴压时，如果患者对胶布过敏，可缩短贴压时间并加压肾上腺反射区。